SO GELINGT GESUNDHEIT IM ALLTAG

Es fühlt sich so an, als hätten wir immer weniger Zeit, um uns im Alltag um die Dinge zu kümmern, die uns eigentlich wichtig sind: Zeit mit Partner, Kindern und Freunden, Hobbys, Erholung, Sport und gesunde Ernährung. Sie alle bleiben in unserem hektischen Leben mehr oder weniger auf der Strecke – und damit auch unsere Gesundheit. Denn all das, was uns wichtig ist, hat auch einen Einfluss darauf, wie es um unser körperliches und geistiges Wohlbefinden bestellt ist. Und Gesundheit, so wie wir den Begriff verwenden, umfasst beides: Du lebst gesund, wenn du deine Freunde triffst, in einer glücklichen Beziehung lebst und viel mit deinen Kindern tobst. Wenn du beim Stricken, Zeichnen, Singen – oder was auch immer dein Hobby sein mag – in einen Flow-Zustand kommst, ist das gesund. Und erst recht gesund sind Auszeiten, viel Bewegung und eine abwechslungsreiche Ernährung.

Dabei ist es gar nicht so schwierig, zwischen Job, Haushalt, Partnerschaft, Selbstverwirklichung und Kindererziehung quasi nebenbei auf die Gesundheit zu achten. Denn was als so großer Begriff daherkommt – die Gesundheit –, ist tatsächlich gar keine große, komplizierte und zeitraubende Sache. Ein gesunder Lebensstil besteht vielmehr aus vielen kleinen Dingen, die jedes für sich einen großen Unterschied ausmachen. Umgesetzt über einen langen Zeitraum – im besten Fall den Rest deines Lebens –, sind sie viel wertvoller und wirkungsvoller als der eine Marathon, den du einmal im Jahr läufst.

Darüber, was »gesund« ist, lässt sich trefflich streiten. Diese Erfahrung machen Wissenschaftler und Experten seit Jahr-

zehnten, wenn nicht sogar Jahrhunderten. Und wahrscheinlich weißt du aus eigener Erfahrung und langjährigem Medienkonsum, dass sich viele ultimative Gesundheitstrends im Lauf der Zeit als gar nicht so wundersam und heilbringend erwiesen haben. Aber so ist das eben mit dem Wissensstand der Menschheit: Er vergrößert sich ständig in rasendem Tempo, und was gestern noch wärmstens empfohlen wurde, ist heute schon als unwirksam überführt. Die Messlatte für unsere Gesundheitstipps aus diesem Buch bildete entweder die wissenschaftliche Belegbarkeit oder aber unsere eigene jahrelange positive Erfahrung. Nicht für jeden Tipp in diesem Buch gibt es eine Studie, die ihn belegt. Das ist bewusst so gewählt. Denn schließlich hoffen wir, dich mit diesem Ratgeber auch und vor allem mit unseren persönlichen Tipps zu bereichern, dir neue Möglichkeiten und Wege zu zeigen und dir zu einem (noch) gesünderen Leben zu verhelfen.

WIE DU DIESEN RATGEBER AM BESTEN NUTZT

Vielleicht gehörst du zu den glücklichen Menschen, die jeden Abend vor dem Einschlafen noch eine oder zwei Stunden in einem guten Buch lesen können und dann friedlich ins Land der Träume hinübergleiten. Dann herzlichen Glückwunsch! Vielleicht gehörst du aber auch (so wie wir Autorinnen) zu den Menschen, bei denen im Alltag die Lektüre von Gedrucktem oder von E-Reader Angezeigtem eher zu kurz kommt. Bei denen alles immer schnell gehen muss und nichts länger als 5 Minuten dauern darf. Wenn du dich obendrein schon lange fragst, wie das eigentlich funktionieren soll mit der gesunden Lebensweise angesichts all der Herausforderungen, mit denen du Tag für Tag konfrontiert bist, dann ist dieser Ratgeber genau das Richtige für dich. Denn er trägt seinen Titel »Die 100 schnellsten Gesundheitstipps der Welt« völlig zu Recht. Unsere Tipps sind nicht nur schnell gelesen – in der U-Bahn, auf dem Klo oder im Wartezimmer des Kinderarztes –, sondern auch schnell umgesetzt. Die meisten von ihnen lassen sich quasi im Vorübergehen ausführen. Das war uns Autorinnen, die wir fünf und drei Kinder haben, besonders wichtig. Denn nur Gesundheitstipps, die sich auch in den anspruchsvollsten Alltag integrieren lassen, sind in unseren Augen sinnvolle Gesundheitstipps. Deshalb haben wir jeden einzelnen Ratschlag, den wir dir auf den folgenden Seiten geben, selbst erprobt, auf seine Umsetzbarkeit im trubeligen Familienleben geprüft und für gut sowie realistisch befunden. Einige von ihnen setzen wir selbst schon seit Jahren um und freuen uns, sie dir vorstellen zu dürfen.

Aber bitte: Denk jetzt nicht, du müsstest ab sofort alle 100 Tipps umsetzen. Das wäre zwar durchaus sinnvoll (und deiner Gesundheit auf keinen Fall abträglich), aber dann doch eher weniger realistisch. Versteh unsere Tipps bitte als ein Buffet, an dem du dich bedienen darfst. Finde für dich diejenigen Tipps, die du sofort und auf der Stelle umsetzen kannst. Vielleicht arbeitest du im 5. Stock eines Bürohauses und kannst schon morgen früh damit anfangen, die Treppen anstelle des Aufzuges zu nehmen. Vielleicht machen deine Kinder noch Mittagsschlaf und du kannst gleich nachher damit beginnen, dich für einen Power Nap hinzulegen – anstatt dich um den Wäscheberg zu kümmern. Vielleicht gibt es in deiner Wohnung aber auch einen funktionierenden Wasserhahn, sodass du ab sofort mit einem Glas Wasser in den Tag starten kannst.

Spaß beiseite, du verstehst, was wir meinen: Es ist wirklich einfach, jetzt und auf der Stelle damit zu beginnen, etwas für deine Gesundheit zu tun. Damit du dafür keinen großen Widerstand überwinden musst, suchst du dir für den Anfang einfach zehn der 100 Tipps aus, mit denen du startest. Das können die ganz kleinen, unscheinbaren sein. Die, die sich gar nicht so anfühlen, als würdest du gezielt etwas für deine Gesundheit tun. Leg doch mal die Beine hoch. Stell doch mal Grünpflanzen auf. Mach doch mal wieder das Fenster auf. Ja, auch das sind Tipps, die zu erproben sich lohnt, wie du auf den folgenden Seiten erfahren wirst.

Die Reihenfolge der 100 Tipps hat übrigens nichts mit ihrer Wichtigkeit zu tun. Sie ist rein zufällig gewählt. Damit du dich trotzdem gut zurechtfindest, haben wir bei jedem Tipp mit Icons vermerkt, warum es ratsam ist, ihn zu befolgen. Denn wir haben die Erfahrung gemacht, dass sich gesunde Gewohnheiten umso leichter und besser ins Leben integrieren lassen, wenn wir wissen, warum sie sinnvoll sind.

Halte also Ausschau nach dem Icon »Gesunde Ernährung«, wenn du wissen willst, wie du dir über die Nahrung Gutes tun kannst. Unter »Bewegung« findest du schnelle Tipps dafür, wie du deinen Körper auch angesichts eines vollen Terminkalenders ausreichend trainierst. »Entspannung & Stressmanagement« widmet sich einem weiteren sehr wichtigen Thema, das zum Beispiel einen entscheidenden Einfluss darauf hat, wie gut dein Immunsystem funktioniert. Und selbstverständlich haben wir auch dem »Immunsystem« ein Icon zugeordnet, denn – das wissen wir spätestens seit der Corona-Pandemie – ohne funktionierende körpereigene Abwehr sehen wir alle ziemlich alt aus.

Immunsystem =

Bewegung =

Entspannung und Stressmanagement =

Gesunde Ernährung =

Damit du schnell in die Umsetzung kommst, findest du bei vielen unserer Gesundheitstipps spannende Infokästen mit Rezepten, Tipps, Tricks und so manchem Health Hack. Sie sollen dir Hintergrundinformation vermitteln, aber auch Spannendes, Lustiges, Wissenswertes und manchmal auch einfach Unterhaltsames zum jeweiligen Thema liefern. Uns ist wichtig, dass dieser Ratgeber das Thema für dich leicht macht. Dass es dir Spaß macht. Dass du viel lernst und noch mehr einfach selbst ausprobierst. Denn es sind die kleinen Schritte, auf die es ankommt. Hinzu kommt das Dranbleiben. Mach dir deine Lieblingstipps zur Gewohnheit, wende sie immer und immer wieder an. Und nimm den roten Faden wieder auf, wenn du ihn einmal verloren hast. Es geht nicht darum, vier perfekte Wochen hinzulegen. Es geht darum, von jetzt an bis an dein Lebensende gesünder zu leben, als du es bislang getan hast. Und dazu gehören die Tiefen genauso wie die Höhen. Bleib dran. Schritt für Schritt. Tag für Tag. Wenn wir es können, kannst du es auch. Versprochen!

Lass uns zusammen in ein gesünderes Leben starten!

Deine Eva-Maria Bast & Heike Thissen

DIE 100 SCHNELLSTEN GESUNDHEITSTIPPS DER WELT

TIPP 1:

Trinke morgens Wasser

Wie startest du morgens in den Tag? Schlägst du die Decke zurück, springst auf und rufst laut »Tschakka«? Oder strapazierst du die Snooze-Funktion deines Weckers, quälst dich aus den Laken und schleppst dich in die Küche? Ganz egal, wie dein Morgen anfängt: Dein erster Gang sollte immer der zum Wasserhahn sein.

Dreh den Hahn auf kalt, lass das Wasser ein paar Sekunden laufen, damit es klar und frisch ist, füll dir dann ein großes Glas ab und trink es. Das dürfen gut und gern 0,3 oder 0,4 Liter sein. Fertig ist dein perfekter Start in den Tag!

Das klingt jetzt vielleicht banal. Aber unterschätze nicht den gesundheitlichen Effekt. Wer morgens nach dem Aufstehen erst einmal Wasser trinkt, wappnet sich optimal für die Herausforderungen des anstehenden Tages. In der Nacht haben wir bis zu zwei Liter Flüssigkeit verbraucht, die wollen wieder aufgefüllt werden, damit der Körper nicht durstig starten muss. Zwei Gläser sollten es auf jeden Fall sein.

Und mach dir keine Gedanken darüber, ob das Wasser warm oder kalt, mit Zitrone oder Himbeere, mit Apfelessig oder ohne sein sollte.

Es geht erst mal einfach darum, überhaupt etwas zu trinken. Positiver Nebeneffekt: So gibst du deinen Organen das Signal, dass ein neuer Tag startet und dass sie sich schon mal bereithalten sollen.

Unser Körper besteht zu bis zu 70 Prozent aus Wasser. Das entspricht etwa einer Flüssigkeitsmenge von 43 Litern. Pro Tag werden zwei bis drei Liter davon ausgeschieden, die wir natürlich irgendwie wieder auffüllen müssen. Etwa einen Liter davon »essen« wir. Will heißen: Auch die Flüssigkeit, die wir über Speisen zu uns nehmen, zahlt hier ein. Doch den Rest müssen wir trinken. Eine gute Faustregel für die empfohlene Wassermenge ist, das eigene Körpergewicht mit 30 ml zu multiplizieren. Wenn du also 65 Kilo wiegst, solltest du 1950 ml Wasser (oder einfacher gesagt: knapp zwei Liter) am Tag trinken. Du kannst deinen Bedarf aber auch über eine andere Rechnung ermitteln, wenn du deinen Gesamtkalorienbedarf kennst. Dann nämlich gilt 1 ml Wasser pro 1 kcal. Bei 2000 kcal – was in etwa dem durchschnittlichen Kalorienverbrauch eines Erwachsenen entspricht – ergibt das zwei Liter pro Tag. Du siehst schon: Wie du es auch drehst und wendest, du landest immer bei rund zwei Litern, die dein Körper braucht, um optimal funktionieren zu können. Starte schon morgens damit, dann wird dir das Trinken den ganzen restlichen Tag leichter fallen.

Drei Anzeichen dafür, dass du zu wenig trinkst

Mundgeruch: Ein unangenehmer Geruch aus dem Mund ist häufig eine Folge von zu wenig Feuchtigkeit. Je dehydrierter wir sind, desto weniger Spucke produziert unser Mund.

Urinfarbe: Je weniger wir trinken, desto dunkler ist unser Urin. Ist er farblos oder hellgelb, ist das ein untrügliches Zeichen dafür, dass du genug getrunken hast. Tendiert er zu dunkelgelb, ist es höchste Zeit, etwas zu trinken.

Chronische Müdigkeit: Wie war das noch mal mit dem Start in den Tag? Wenn du unter chronischer Müdigkeit leidest, obwohl du eigentlich ausreichend schläfst, kann auch das darauf hindeuten, dass du zu wenig trinkst. Fahr schon morgens deine Flüssigkeitsaufnahme rauf und achte darauf, was passiert.

TIPP 2:

Schreib dir selbst Liebesbotschaften

Weißt du eigentlich, wie wundervoll du bist? Nein? Dann solltest du dich immer wieder daran erinnern! Mach dir klar, wie liebenswert du bist. Es ist so wichtig, dass du dich selbst liebst und selbst annimmst. Tust du das nicht, können Selbstzweifel bis hin zu Selbsthass die Folge sein – und Antriebslosigkeit oder Depressionen. Um deine Selbstzweifel zu kompensieren, kann es dir auch passieren, dass du eine regelrechte Sucht nach Anerkennung entwickelst und in der Folge unsympathisch und arrogant wirkst. Dann wird es um dich herum einsam, und deine Selbstzweifel werden noch größer. Ein Teufelskreis, aus dem es nur einen Ausweg gibt: Du musst dich annehmen und lieben, so wie du bist. Dann werden das auch andere tun – und umgekehrt kannst du viel offener und freier auf andere zugehen.

Deshalb schau in den Spiegel. Sieh genau hin. Wie schön du bist! DU! Du, wie du da vor dir stehst. Verzichte unbedingt auf den Vergleich mit anderen. Es geht nicht um andere. Es geht um dich. Wie gut es tut, dir zuzulächeln, wirst du in unserem Tipp 46 lernen. Setz schon jetzt einen drauf. Mach dir Komplimente! Sag dir, dass du ein wunderbarer, liebenswürdiger und fleißiger Mensch bist – gut, so wie du bist. Sei nett zu dir selbst. Und wenn es dir schwerfällt, mit deinem Spiegelbild zu sprechen, dann schreib dir Zettel und klebe sie an deinen Spiegel oder am Arbeitsplatz an deinen Desktop. »Ich schaffe das«, kannst du dir schreiben, um dich bei etwas zu ermutigen. »Ich habe das verdient«, oder auch einfach: »Ich bin wunderschön.« Vielleicht ist es dir angenehmer, zunächst die Du-Form zu wählen: »Du bist wundervoll« schreibt sich irgendwie leichter als »Ich bin wundervoll«. Letzteres kommt dir möglicherweise ein bisschen abgehoben oder wie ein sehr übersteigertes Selbstbewusstsein vor. Die Du-Form ist insofern völlig in Ordnung. Gib nicht auf bei deinem Versuch zu lernen, dich bedingungslos zu lieben. Das hast du verdient, wie schon Buddha wusste: »Du selbst, genauso wie jeder andere im ganzen Universum, verdienst deine Liebe und Zuneigung.«

Liebesbrief an dich selbst

Eine schöne Variante zu den Zettelchen an Spiegel und Desktop ist ein echter Liebesbrief an dich selbst. Gib dir dabei so viel Mühe, als würdest du ihn an einen Menschen schreiben, in den du bis über beide Ohren verliebt bist. Schreib ihn auf besonders schönes Papier, streu ein paar Blütenblätter in den Umschlag und sprüh Parfüm drauf. Auch hier kannst du, wenn es dir sympathischer ist, die »Du«-Form wählen. Überleg dir beim Schreiben gut, was du alles unwiderstehlich an dir findest. Es ist bestimmt eine ganze Menge!

TIPP 3:

Iss langsam und kaue ausgiebig

Wie wäre es, wenn du nichts Neues dafür tun müsstest, um gesünder zu leben? Wenn du einfach nur die Dinge, die du ohnehin tust, ein bisschen anders machen müsstest?

Fang zum Beispiel damit an, dein Essen richtig zu kauen. Ob du gerade einen Hamburger mit Pommes, ein Stück Marmorkuchen oder einen Apfel isst, spielt dabei erst mal keine Rolle. Denn für alle drei gilt: Kauen, kauen, kauen, bevor du sie runterschluckst. Klingt zu profan? Dann lass es uns doch einfach »Slow Eating« nennen.

Es passiert uns ja schnell mal, dass wir anfangen, große Brocken herunterzuschlucken. Weil es schnell gehen muss. Weil wir abgelenkt sind. Weil wir so großen Hunger haben. Weil es so lecker schmeckt. Oder, oder, oder. Am Ende des Tages wissen wir dann oft gar nicht mehr, was wir wann in welchen Mengen zu uns genommen haben. Naschdemenz – das Vergessen von Süßigkeiten, die wir uns mal eben zwischendurch in den Mund geschoben haben – setzt ein. Der Magen-Darm-Trakt reagiert mit Grummeln und die Waage mit empörtem Anstieg der angezeigten Kilogramm. Dabei ist es eigentlich wichtig, jeden Bissen mindestens 20-mal zu kauen – gern noch öfter. Denn hier, im Mund, setzt bereits deine Verdauung ein. Beim Kauen werden die Nahrungsmittel mit Enzymen aus unserem Speichel vermischt, die helfen, sie in ihre Einzelteile zu zerlegen. »Schmauen« ist angesagt: schmecken und kauen gleichzeitig.

Darüber freut sich vor allem dein Verdauungssystem. Denn mit der zerlegten Nahrung können dein Magen und dein Darm viel besser arbeiten als mit großen Brocken. Und Probleme wie

Blähbauch, Sodbrennen oder Verstopfung stellen sich gar nicht erst ein. Außerdem wirst du dich nach dem Essen fitter fühlen, wenn du langsam gekaut hast. Deinem Körper steht nämlich mehr Energie zur Verfügung, wenn er nicht alles in die Verdauung investieren muss.

Slow Eating ist auch deshalb gesund, weil damit dein Körper alle Nährstoffe, die du ihm durch deine abwechslungsreiche Ernährung zur Verfügung stellst, auch wirklich verwerten kann. Wenn du schnell und oberflächlich kaust, gehen dir mehr als 40 Prozent der wertvollen Mikronährstoffe wie Vitamine und Mineralstoffe durch die Lappen.

Bewusstes Kauen trägt außerdem dazu bei, dass du dein Gewicht hältst oder sogar reduzierst, denn du isst automatisch weniger. Du zerkleinerst die Nahrung besser. Sie braucht also länger, bis sie im Magen ankommt. So hat dein Körper ausreichend Zeit, dir ein Signal zu geben, wenn er satt ist. Dieses Stopp-Zeichen kommt frühestens 20 Minuten nachdem du mit dem Essen begonnen hast. Wer schnell viel Essen in großen Bissen in sich reinstopft, erhält das wertvolle Signal zu spät und verliert noch dazu das Gefühl dafür, wann er eigentlich satt ist.

So gelingt langsames Essen

1. Nimm dir ausreichend Zeit für deine Mahlzeiten. Deck den Tisch. Zünde dir eine Kerze an. Falte dir eine Serviette. Mach es dir schön.

2. Smartphone, Fernseher, Zeitung, Bücher & Co. haben im Radius von 2 Metern rund um deinen Esstisch nichts verloren. Jedenfalls, solange du isst. Lass dich nicht ablenken. Du isst. Nicht mehr und nicht weniger.

3. Starte mit 20-mal kauen pro Bissen.

TIPP 4:

Praktiziere das Yoga des Schlafs

Gehst du auf dem Zahnfleisch? Kommst einfach nicht zur Ruhe? Schläfst nicht mehr gut und bist mit dir und deinem Verhalten nicht zufrieden, weil du immer wieder aus der Haut fährst oder deine Ziele nicht erreichst? Dann solltest du es mal mit dem Yoga des Schlafs versuchen, auch »Yoga Nidra« genannt. Du erreichst bei klarem Bewusstsein einen Zustand völliger Tiefenentspannung – einen psychischen Schlaf, der hochwirksam ist und in dem Körper, Geist und Seele zur Ruhe kommen und regenerieren. Yoga Nidra entspannt, löst emotionale Blockaden und negative Gedankenmuster, fördert deine Kreativität und stärkt das Immunsystem. Selbst chronische Schmerzen und Sucht können positiv beeinflusst werden. Stress und Nervosität nehmen ab, du fühlst dich ausgeruht und entspannt und kannst nebenbei Kräfte deines Unterbewusstseins aktivieren. Eine Studie der Universität Kopenhagen und der skandinavischen Yoga- und Meditationsschule zeigte durch Messungen der Gehirnaktivität, dass Yoga Nidra in einen tiefenentspannten Zustand führen kann, der als vierte Bewusstseinsstufe bekannt ist: Der Alpha-Zustand – das ist der Moment kurz vor dem Einschlafen. Eine halbe Stunde Yoga Nidra bietet den gleichen Erholungswert wie zwei bis vier Stunden Schlaf.[1]
In unserem Infokasten schildern wir dir den Ablauf der Übung.[2] Damit du dich vollkommen entspannen kannst, empfehlen wir dir, dir eine CD oder ein Hörbuch mit Yoga-Nidra-Übungen zu besorgen. Um es auszuprobieren, kannst du auch im Internet nach frei zugänglichen Anleitungen suchen.

Die Yoga-Nidra-Übung

1. Du liegst auf dem Rücken, deine Augen sind geschlossen. Deine Hände liegen neben dir, die Handflächen zeigen nach oben. Nimm dir vor, während der Übung nicht einzuschlafen.

2. Nimm den Ort wahr, an dem du dich befindest: Lausche auf Geräusche außerhalb und dann innerhalb des Raumes. Stelle dir den Raum vor und sieh dich selbst am Boden liegen.

3. Nimm die Berührung deines Körpers mit dem Boden wahr.

4. Atme tief ein und lass mit dem Ausatmen alle Spannungen im Körper, alle Gedanken und Gefühle los.

5. Finde dein Sankalpa, dein inneres Ziel, das für dich wichtig ist. Es sollte nichts Materielles sein. Formuliere es klar und positiv in einem Satz. Sag dir dein Sankalpa dreimal in Gedanken. Dann lässt du es los.

6. Kreise durch deinen Körper und wiederhole den jeweiligen Körperteil noch einmal in Gedanken.

7. Atme einige Male und zähle deine Atemzüge.

8. Rufe gegensätzliche Empfindungen hervor, die du aus deinen Erinnerungen schöpfst. Kälte und Wärme, Schwere und Leichtigkeit, Trauer und Glück.

9. Stell dir unterschiedliche Bilder vor: aufgehende Sonne, Sternenhimmel, Meer, Meereswellen, Glitzern der Sonne auf dem Meer, rote Rose, Blütenblätter der Rose, Blütenblätter mit Tautropfen, dichter Wald, Waldweg, schneebedeckter Berg, weiße Wolken an blauem Himmel …

10. Erinnere dich an dein Sankalpa und wiederhole es dreimal. Dann entlasse es wieder in dein Unterbewusstsein.

11. Nimm deinen Atem wieder wahr. Die Bewegung des Körpers durch den Atem. Deinen Körper auf dem Boden. Nimm die Geräusche um dich herum wahr und komm zurück ins Jetzt.

TIPP 5:

Steh alle 45 Minuten auf

Sitzen tötet. Das mag unglaublich klingen, ist aber so – jedenfalls, wenn wir einen Blick in die Statistiken werfen. Bis zu 9,6 Stunden am Tag verbringen wir am Schreibtisch, am Esstisch, auf dem Sofa, in der Bahn, im Auto, im Bus und wo auch immer sonst noch wir auf unseren vier Buchstaben sitzen. Meistens mit gekrümmtem Rücken und völlig bewegungslos (mit Ausnahme der Finger, die über die Tastatur oder das Smartphone flitzen).

Amerikanische Forscher haben herausgefunden, dass Sitzen unsere Lebenserwartung deutlich verringert.[3] Je länger du jeden Tag sitzt, desto fataler die Auswirkungen. Was seine Schädlichkeit angeht, ist Sitzen das neue Rauchen. Oder, von einem positiven Blickwinkel aus betrachtet: Wer es schafft, die tägliche »Sitzungszeit« auf unter drei Stunden zu reduzieren, verlängert seine Lebenserwartung um ganze zwei Jahre! So weit die Statistik.

Doch das ist längst noch nicht alles! Denn stundenlanges Sitzen kann auch zu Herz-Kreislauf-Erkrankungen führen. Die Wahrscheinlichkeit, an einer Herzerkrankung zu sterben, ist über die Hälfte größer für diejenigen, die zu viel sitzen.

Wen das mit der Lebenserwartung und den Herz-Kreislauf-Erkrankungen nicht schockt, dem hilft vielleicht die Tatsache, dass wir im Sitzen zunehmen! Denn Sitzen verbrennt wesentlich weniger Kalorien als Stehen.

Kleine Rechnung gefällig? Wenn du 15 Stunden in der Woche im Stehen arbeitest – das entspricht drei Stunden an fünf Arbeitstagen –, verbrennst du pro Woche 750 Kalorien mehr, als wenn du diese 15 Stunden im Sitzen verbringst. Ob diese 750 Kalorien die Mühe wert sind? O ja! 750 Kalorien in 52 Wochen des Jahres (wir rechnen Urlaubswochen der Einfachheit halber einfach mal mit) ergeben am Ende des Jahres 39 000 Kalorien, die der Körper mehr verbraucht. Das entspricht in etwa 5,5 Kilo Körperfett, die deine Waage am Ende des Jahres mehr anzeigt. Was also tun? Ganz einfach: Aufstehen! Und zwar mindestens einmal alle 45 Minuten. Gern auch öfter.

Drei Tricks, die du sofort umsetzen kannst

Erstens: Wechsle beim Arbeiten zwischen Sitz- und Stehtisch hin und her. Dafür brauchst du nicht zwingend ein höhenverstellbares Desk. Es gibt inzwischen entsprechende Aufsätze.

Zweitens: Steh auf. Stell dir dafür gern einen Wecker. Mindestens einmal pro Stunde schiebst du deinen Bürostuhl weg vom Schreibtisch, streckst und reckst dich einmal und stellst dich auf deine Füße. Dafür sind sie nämlich da! Geh zur Kaffeemaschine und hol dir einen Kaffee. Geh zum Wasserhahn und füll dein Wasserglas auf (wetten, dass es leer ist?). Geh auf die Toilette (erst recht, wenn du schon seit 30 Minuten merkst, dass du musst, es dir aber verkniffen hast, weil dafür gerade wirklich keine Zeit ist). Egal, wohin du gehst: Geh! Und stell dir dafür gern einen Wecker.

Drittens: Überleg mal, welche Aktivitäten im Alltag du auch im Stehen erledigen könntest. Das Telefonieren bietet sich dafür an. Wenn du nämlich aufstehst, sobald das Telefon klingelt, signalisierst du deinem Körper zum einen, dass jetzt Konzentration angesagt ist. Indem du dich hinstellst, verbesserst du deine Gehirnaktivität und regst deinen Kreislauf an. Du entlastest deine Wirbelsäule. Du schaffst Platz in deinem Brustkorb, vergrößerst den Resonanzraum und atmest freier und tiefer. Deine Stimme klingt tiefer, kraftvoller und ruhiger, was dich besonders kompetent klingen lässt.

TIPP 6:

Atme dich mit Box Breathing frei

Du kennst das: Dein Kleinkind hat einen Wutanfall, der Teenie zickt, dein Partner hat schlechte Laune und dein Schreibtisch ist so voll, dass du gar nicht weißt, wo du anfangen sollst. Statt nun vor lauter Stress und Frust im Viereck zu springen, solltest du lieber im Quadrat atmen: Stell dir deinen Körper wie eine Box mit flexiblen Wänden vor, die beim Einatmen mit Luft gefüllt wird und beim Ausatmen in sich zusammenfällt. Führe nun deine Atmung im Viererschritt durch: Vier Sekunden einatmen, vier Sekunden Luft anhalten, vier Sekunden ausatmen und wieder vier Sekunden Luft anhalten. Mit dieser bewussten Atemübung kommst du wieder runter. Sie senkt deine Herzfrequenz und den Blutdruck und reduziert Stress. Durch die tiefen Atemzüge wird obendrein der Vagusnerv stimuliert (siehe Tipp 78). Du kannst die Übung überall und jederzeit anwenden und damit ganz schnell aus einer stressigen Situation aussteigen. Erfunden hat sie übrigens der US-Soldat Mark Divine während seiner Ausbildung zum Navy SEAL. Inzwischen gehört Box Breathing zum Repertoire der amerikanischen Soldaten, die damit Stress in kritischen Situationen bewältigen.

Eine Studie, die den Zusammenhang zwischen Box Breathing und der Leistung bei Lungenfunktionstests untersuchte, stellte die Wirksamkeit unter Beweis.[4] Probier es einfach mal aus, wenn du das nächste Mal in eine stressige Situation kommst. Und denk immer dran: Lieber im Quadrat atmen, als im Viereck springen.

Box Breathing

Atme tief durch die Nase ein, bis deine
gesamte Lunge vollständig mit Luft gefüllt ist.
Zähle dabei langsam bis vier. Sorge dafür, dass du nicht nur
in die Brust, sondern in den Bauch atmest.
Halte vier Sekunden lang die Luft an.
Atme langsam über die Nase aus und zähle dabei bis vier.
Halte die Luft erneut vier Sekunden lang an.
Dann beginnst du wieder von vorn. Führe die Übung
mindestens viermal durch.

TIPP 7:

Mach dir einen Leberwickel

Deine Leber ist das größte Organ in deinem Körper. Das kommt nicht von ungefähr, schließlich hat sie richtig viel zu tun. So wandelt sie zum Beispiel die Nährstoffe, die du über die Nahrung zu dir nimmst, in Stoffe um, die dein Organismus verarbeiten kann. Die gibt sie dann bei Bedarf an die Zellen ab. Sie nimmt Giftstoffe auf, entschärft sie und kümmert sich darum, dass sie deinen Körper wieder verlassen. Bei sämtlichen Stoffwechselprozessen spielt sie eine entscheidende Rolle. Sie baut Fette ab und stellt damit Energie zur Verfügung, sie reguliert den Blutzuckerspiegel und wandelt die Aminosäuren der Eiweiße so um, dass aus ihnen zum Beispiel Energie gewonnen werden kann.

Die Liste ließe sich noch lange weiterführen. Doch vermutlich ist dir bereits jetzt klar, dass es sich lohnt, deiner Leber etwas Gutes zu tun – und zwar regelmäßig.

Obwohl die Leber so ein Tausendsassa ist, ist sie doch vergleichsweise anspruchslos, wenn es darum geht, sie zu unterstützen. Du brauchst dafür nicht viel mehr als warmes Wasser, einen Waschlappen, eine Wärmflasche und ein Handtuch.

Erhitze Wasser auf ca. 70 °C. Dafür kannst du es entweder kochen und dann abkühlen lassen oder das heiße Wasser mit kaltem mischen. Fülle damit deine Wärmflasche zu zwei Dritteln. Drück vorsichtig die Luft aus dem letzten Drittel und dreh den Verschluss gut zu, sodass sich die Wärmflasche gut anschmiegt. Jetzt tauchst du den Waschlappen in warmes Wasser und wringst ihn aus. Und dann geht es ab auf die Couch: Leg dich auf den Rücken, platziere den Waschlappen auf deiner Leber (auf deiner rechten Seite unterhalb deines Zwerchfells) und leg die Wärmflasche darauf. Dann fixierst du alles mit dem Handtuch, indem du es auf die Wärmflasche legst und die Enden unter deinen Rücken klemmst. Deck dich gern zu und entspanne so für rund 20 Minuten. Der Leberwickel übernimmt die Arbeit.

Durch die Wärme und die Feuchtigkeit wird die Durchblutung deiner Leber angeregt, was dazu führt, dass ihre Entgiftungsarbeit auf Hochtouren läuft. Auch der gesamte Bauchraum wird besser durchblutet, was die Verdauung unterstützt und den Stoffwechsel ankurbelt. Gallenblase und -gänge schließen sich an.

Der Leberwickel eignet sich super für eine kleine Auszeit vom Alltag am Nachmittag nach dem Mittagessen, aber auch vor dem Einschlafen am Abend. Ob du ihn einmal pro Woche oder phasenweise auch jeden Tag anwendest, bleibt dabei dir überlassen. Fest steht: Jeder einzelne Leberwickel tut deiner Gesundheit Gutes.

Was du sonst noch für deine Leber tun kannst

- Viel Wasser trinken
- Auf Alkohol verzichten
- Zuckerkonsum drosseln
- Langsam essen
- Lebensmittel ohne Zusatzstoffe verwenden
- Viel Gemüse mit Bitterstoffen konsumieren
- Dich bewegen
- Gesundes Körpergewicht halten
- Ungesunde Fette meiden
- Mit dem Rauchen aufhören

TIPP 8:

Geh auf Reisen

Wenn wir von Gesundheit sprechen, denken wir meistens erst mal an unsere Ernährung und an den Sport, den wir treiben sollten. Vielleicht fällt uns auch die Entspannung ein, die uns guttäte, und die Organe, die von einem gesunden Lebensstil profitieren.

Also fördern wir ganz gezielt die Fitness unseres Herzens, das Immunsystem im Darm und die Leistungsfähigkeit von Nieren, Leber & Co. Doch was wir dabei gern vergessen, ist unser Gehirn – die nicht ganz unwichtige Steuerzentrale unseres Körpers. Auch ihr können wir mit Kleinigkeiten einen großen Gefallen tun und dazu beitragen, dass sie lange fit und leistungsfähig bleibt. Auch die schönste Kleinigkeit der Welt gehört dazu: das Reisen.

Wenn dir die Gesundheit deines Gehirns am Herzen liegt, solltest du – im Rahmen dessen, was dein Geldbeutel hergibt – so viel wie möglich unterwegs sein. Es muss nicht gleich Südamerika sein, es reicht auch ein Wochenende im Harz. Denn egal, wohin du reist: Jedes Mal, wenn du dein alltägliches Umfeld verlässt, um an neuen Orten aufregende Abenteuer zu erleben, wird dein Geist angeregt.

Wenn es dich dabei in eine andere Kultur verschlägt, ist der Effekt umso größer. Denn dann bekommst du die Gelegenheit, neue Kenntnisse zu erlangen und damit gezielt deine Kreativität zu fördern und dir kognitive Vorteile zu sichern. Schon kleine und kurze Trips bieten deinem Gehirn neue Reize und reißen dich aus deiner Routine. Damit öffnest du deinen Geist für neue Erfahrungen und Anregungen. Und das wiederum hält dich und dein Gehirn fit und gesund.

Die globale »Coalition on Aging« und die amerikanische »Travel Association« haben in Studien belegt, dass zwischen Reisen und Wohlbefinden eine direkte Verbindung besteht. Unterwegssein mit all seinen Anforderungen schärft demnach den Verstand und schützt vor Herzkrankheiten.[5] Die Wissenschaftler führen diese Effekte darauf zurück, dass wir fern der Heimat engagierter sind und neue Dinge erforschen.

Übrigens kannst du »reisen« auch ganz klein definieren und trotzdem davon profitieren: Die Lise-Meitner-Gruppe Umweltneurowissenschaften am Max-Planck-Institut für Bildungsforschung hat herausgefunden, dass schon nach einem einstündigen Spaziergang in der Natur die Aktivität derjenigen Gehirnregionen abnimmt, die an der Stressverarbeitung beteiligt sind.[6] Und weniger Stress bedeutet mehr Gesundheit – nicht nur fürs Gehirn, sondern für den ganzen Körper.

TIPP 9:

Sing deine Lieblingslieder

Schlager im Auto, Opernarien unter der Dusche, Schlaflieder am Kinderbett: Wo du was singst, ist uns herzlich egal. Wichtig ist uns nur, *dass* du singst. Denn schon nach kurzer Zeit wirst du feststellen, wie befreiend es sein kann und wie wohl du dich dabei fühlst. Und das ganz unabhängig davon, ob du die Töne triffst oder nicht.

Es ist wissenschaftlich erwiesen, dass du deiner körperlichen und seelischen Gesundheit Gutes tust, wenn du anfängst mit Trällern, Summen, Brummen oder Tirilieren. Denn es gibt nur weniges, was unser Gehirn stärker anregt. Das Singen stärkt außerdem dein Immunsystem, denn der Körper produziert nach einer Stunde Singen deutlich mehr Immun-Botenstoffe als vorher. Das hilft ihm im Kampf gegen Krankheitserreger. Das fand die britische Biopsychologin Daisy Fancourt zusammen mit ihrem Team in einer Studie heraus, für die sie mehr als 190 Speichelproben von Chormitgliedern nahmen.[7] Im Vorher-nachher-Vergleich war der Stress-Pegel gesunken und der Zytokin-Pegel gestiegen. Zytokine sind Eiweißmoleküle, die Informationen zwischen jenen Zellen austauschen, die am Immunsystem beteiligt sind.

Singen ist aber auch gesund fürs Herz-Kreislauf-System. Schon nach 15 Minuten stellen sich erste messbare Auswirkungen ein, unter anderem, weil das Trällern die Atmung intensiviert und die Sauerstoffversorgung des Körpers verbessert. An der Universität Göteborg fanden Wissenschaftler zudem heraus, dass die Herzen von Menschen, die zusammen singen, schon bald im gleichen Takt schlagen und dass sich dadurch der Herzrhythmus stabilisiert. Das wiederum hat positive Auswirkungen auf das Herz-Kreislauf-System.[8]

Und als ob das noch nicht genug wäre, gilt das Musizieren mit der Stimme inzwischen auch als natürliches Antidepressivum. Bei wissenschaftlichen Untersuchungen mit Profisängern stellte sich heraus, dass diese Menschen, die berufsbedingt oft und viel sangen, entspannter waren und sich insgesamt besser fühlten. Das Kuschelhormon Oxytocin kommt hier zum Einsatz, das Bindungen stärkt, Vertrauen fördert, Angst reduziert und Entspannung ermöglicht.[9] Der durchs Singen verabreichte Glückscocktail beinhaltet außerdem Adrenalin, Dopamin, Serotonin und Endorphin.

Worauf wartest du also noch? Leg dir eine Playlist mit deinen Lieblingsliedern an und trage sie bei dir, damit du sie zur Hand hast, wann immer sich die Gelegenheit zum Singen bietet. Im Auto, beim Spazierengehen oder während du am Sonntag deine gesunden Mahlzeiten für die kommende Woche zubereitest (siehe Tipp 95). Singe, was das Zeug hält. Es gehört zu den sinnvollsten Dingen, die du für deine Gesundheit tun kannst.

TIPP 10:

Schütze dich vor blauem Licht

Unsere Welt ist voll von blauem Licht. Und das hat sowohl positive als auch negative Auswirkungen. Widmen wir uns zunächst einmal den negativen: Blaues Licht tut weder den Augen noch der Haut sonderlich gut: Das kurzwellige und extrem energiereiche Licht dringt in die tieferen Schichten unseres größten Organs ein, beschleunigt dessen Alterung und verletzt bei dauerhafter und übermäßiger Bestrahlung die Netzhaut. Es strengt die Augen an, führt zu Jucken und Brennen, kann Entzündungen der Bindehaut und der Hornhaut hervorrufen und das Risiko erhöhen, an grauem Star zu erkranken. Außerdem hemmt es die Produktion des Schlafhormons Melatonin und raubt uns daher den Schlaf, was umso fataler ist, als immer mehr Menschen abends gern noch ihre Netflix-Serie schauen. Obendrein: Wenn du deine digitalen Endgeräte in dunkler Umgebung nutzt, weiten sich die Pupillen und lassen mehr blaues Licht in die Netzhaut eindringen. Wobei noch nicht als endgültig gesichert gilt, dass die digitalen Endgeräte wirklich so viel blaues Licht abgeben, dass es dem Auge schadet. Klar ist jedoch, dass die Strahlung, die von ihnen ausgeht, den Schlafrhythmus beeinträchtigt. Abends das Handy wegzulegen ist also auf jeden Fall eine gute Idee.

Ungesund für das Auge sind auch LED-Lampen, die viel kurzwelliges Licht ausstrahlen. Manche Studien gehen davon aus, dass die Verwendung von LED-Glühbirnen im Hausgebrauch unbedenklich sei, das gelte allerdings nicht bei unsachgemäßer Verwendung. Kinder, deren Augen sehr durchlässig sind, und Menschen mit Kontaktlinsen seien einem größeren Risiko ausgesetzt. Also: Den direkten Blick in die LEDs auf jeden Fall vermeiden.

Nun zu den positiven Aspekten: Natürliches blaues Licht ist Teil des Sonnenlichts und eine Energiequelle für den Menschen. Es ist das energiereichste Licht im sichtbaren Spektrum, wirkt sich positiv auf die biologische Uhr aus, hat eine schmerzstillende Wirkung und unterstützt die Bildung von Vitaminen. Es macht den Körper wach und leistungsfähig, schenkt ihm Energie und wirkt sogar als Stimmungsaufheller. Es gibt Lichttherapien mit kurzweiligem Blaulicht, die Müdigkeit bekämpfen und die Stimmung heben. Die Therapie wird auch gern bei Winterdepressionen eingesetzt. Denn wenn die Sonnenstunden weniger werden, hat das eine Erhöhung des Melatoninspiegels zur Folge, man fühlt sich müde, weniger leistungsfähig und manchmal auch traurig.

Die gute Nachricht: Du kannst auch eine Menge tun, um dich vor künstlichem blauen Licht zu schützen. Die besten Tipps hierfür stellen wir dir in unserem Infokasten vor.[10]

So schützt du dich vor blauem Licht

- Halte Abstand zu deinen Bildschirmen: Je geringer der Abstand zu deiner Haut und deinen Augen, desto mehr Schaden kann das blaue Licht anrichten.
- Investiere in einen Bildschirmschutz, der blaues Licht abblockt.
- Schalte den Nachtmodus auf deinem Smartphone, Tablet und PC ein, der auf ein warmes, gelbes Licht umstellt.
- Vermeide den Blick auf deine Bildschirme in dunkler Umgebung.
- Verwende Cremes mit Blaulichtfilter.
- Zieh dir im Büro eine Blaulichtfilter-Brille auf.

TIPP 11:

Benutze täglich Zahnseide

Putzt du deine Zähne? NATÜRLICH putzt du deine Zähne. Was für eine unverschämte Frage!

Dann lass uns schnell zu einer weniger unverschämten Frage kommen: Benutzt du Zahnseide?

Warum wir dringend mal über Zahnseide reden sollten? Weil du vielleicht nicht weißt, dass Menschen, die ihre Zähne mit Zahnseide reinigen, ganze 6,4 Lebensjahre gewinnen – statistisch betrachtet natürlich. Das liegt daran, dass sie ihren Mundraum vor Entzündungen schützen, die auch das Herz in Mitleidenschaft ziehen könnten. Das Risiko einer koronaren Herzkrankheit für Parodontitis-Patienten ist nämlich dreimal höher als das von Leuten, bei denen das Zahnbett nicht entzündet ist. Und das ist nur einer von vielen Gründen, zur Zahnseide zu greifen.

Tatsächlich ist es so, dass sich zum Beispiel ein kranker Eckzahn in deiner Hüfte bemerkbar machen kann oder angegriffene Schneidezähne eine Ursache für Blasenentzündungen sein können. Denn über deine Blut- und Lymphbahnen gelangen Bakterien aus dem Mund in deinen gesamten Körper.

Wir unterschätzen den Effekt von Zahnseide, weil wir denken, dass es darauf nicht ankommt. Doch die Zahnzwischenräume machen 30 bis 40 Prozent unseres Gebisses aus! Das ist ziemlich viel Platz für Bakterien ausgerechnet an den Stellen, wo du mit einer normalen Zahnbürste nicht hinkommst. Speisereste und Plaque nutzen diese Gelegenheit gern, um sich abzusetzen. Das kann nicht nur zu unangenehmem Mundgeruch führen, sondern auch dazu, dass Karies entsteht oder sich Zahnfleisch (Gingivitis) und Zahnbett (Parodontitis) entzünden.

Wenn du also das nächste Mal Zähne putzen gehst, verwende Zahnseide. Einmal am Tag reicht, gern abends vor dem Schlafengehen. Wenn du dich erst langsam daran gewöhnen musst, kannst du auch mit jedem zweiten Tag starten.

Ob sich die zusätzliche Minute lohnt? O ja. Schon wer zweimal pro Woche zur Zahnseide greift, senkt sein Parodontitis-Risiko um 17 Prozent gegenüber Personen, die noch seltener Zahnseide nehmen! Wenn das mal keine Ansage ist!

Ungewachste Zahnseide reinigt deine Zahnzwischenräume übrigens besonders gründlich, weil sie ausfasert, während du sie benutzt. Gewachste Zahnseide ist mit einem dünnen Wachsfilm überzogen und gleitet deshalb besonders gut durch deine Zahnzwischenräume.

Wie verwendest du Zahnseide richtig?

1. Nimm dir ein etwa 50 Zentimeter langes Stück Zahnseide und wickle die Enden um deine beiden Zeige- oder Mittelfinger. Dabei sollte zwischen deinen Händen ein rund 10 Zentimeter langer gespannter Faden übrig bleiben. Leg ihn über deine Daumen, damit du die Zahnseide gezielt und sicher durch die Zahnzwischenräume führen kannst.

2. Führe dann dieses Fadenstück im gespannten Zustand in den Zahnzwischenraum. Falls deine Zähne sehr eng stehen, kannst du durch leichtes Vor- und Zurückbewegen der Zahnseide besser zwischen die Zähne gelangen.

3. Sorge nun für einen U-förmigen Bogen, indem du den Faden um den Zahn legst, und bewege die Zahnseide an den Zahnflächen auf und ab. Idealerweise hat der Faden dabei Kontakt zu beiden Zähnen, damit er die Beläge effektiv entfernen kann.

TIPP 12:

Genieße den Genuss

Eigentlich hast du dir fest vorgenommen, Zucker und ungesunde Fette von deinem Speiseplan zu verbannen. Doch dann seid ihr auf einem Geburtstag eingeladen. Erstens kannst du der köstlich aussehenden Torte nicht widerstehen, und zweitens würde es ja auch irgendwie komisch aussehen, wenn alle anderen schlemmen, während du vor deinem leeren Teller sitzt. »Ach, egal«, denkst du dir und isst ein Stück Torte. Und weil es jetzt ja ohnehin schon egal ist, gönnst du dir gleich noch ein zweites und ein drittes. Alles, was du dir die ganze Woche über so mühsam verkniffen hattest, schaufelst du jetzt in dich rein. Und weil du deinen Vorsatz ja nun ohnehin gebrochen hast, kannst du dir morgen gleich noch einen weiteren ungesunden Tag gönnen. Schließlich ist morgen Sonntag.

Wenn am Montag der Alltag wieder anfängt, ist Zeit genug, dich wieder nach deinem Ernährungsplan zu richten. Am Montag stehst du mit dem falschen Fuß auf. Du bist müde, schlecht drauf, und die Waage präsentiert dir hämisch deine Sünden vom Wochenende. Jetzt brauchst du einen Seelentröster. Im Süßigkeitenschrank müssten noch zwei Tafeln Schokolade sein ...

Geschichten wie diese ereignen sich täglich wohl unzählige Male. Und je öfter sie sich wiederholen, desto mehr sinkt das Selbstbewusstsein: »Ich schaff das ja ohnehin nicht«, denkst du dir, »also kann ich es auch gleich lassen.« Und schwupps, ist aus einer kleinen Sünde eine ungesunde Lebensweise geworden.

Dabei gibt es eine ganz einfache Möglichkeit, dieses Problem zu umgehen: Am besten planst du Ausrutscher von vornherein mit ein. Es ist völlig okay, sich was zu gönnen. Selbstverständlich isst du ein Stück Torte mit, und wenn du Lust drauf hast, isst du auch zwei! Und wenn du mit den Kindern ein Eis essen gehst, darfst du dir natürlich eine Kugel gönnen. Die kleine Sünde ein-, zweimal in der Woche ist nicht das Problem. Sie ist nur deshalb gefährlich, weil sie der Einstieg in die Maßlosigkeit und in einen »Ist jetzt auch schon egal«-Alltag sein kann. Aber in diese Falle tappst du nur, wenn du dir ein schlechtes Gewissen machst. Dann fängst du an, unkontrolliert zu futtern. Und um gar nicht in diese Haltung zu verfallen, sagst du dir beim nächsten Stück Kuchen einfach: »Ich muss kein schlechtes Gewissen haben.«

Und dann genießt du es. Bissen für Bissen. Merkst du, wie wunderbar es schmeckt, so ganz ohne schlechtes Gewissen?

TIPP 13:

Treibe morgens Sport

Wenn es um die schnellsten Gesundheitstipps der Welt geht, spielt natürlich auch Effizienz eine ganz entscheidende Rolle. Schließlich willst du mit der wenigen Zeit, die dir für die Pflege deiner Gesundheit zur Verfügung steht, maximale Erfolge erzielen. Lass uns deshalb an dieser Stelle einmal über den richtigen Moment für deinen Sport sprechen. Es gibt nämlich eine Tageszeit, die besser als andere dafür geeignet ist, joggen zu gehen, Krafttraining zu machen oder auf dem Stepper zu trainieren. Und das ist morgens vor dem Frühstück. »Nüchterntraining« heißt der moderne Fachbegriff für das, was wir alle mal als »Frühsport« kennengelernt haben. Es meint nichts anderes, als dass du vor dem ersten Sport des Tages nicht essen solltest.

Dafür gibt es gleich mehrere richtig gute Gründe. Weil dein Körper nämlich über Nacht die Glykogenspeicher geleert hat und nur wenig Zucker im Blut kreist, ist er beim Sport am Morgen gezwungen, auf dein Körperfett als Energielieferant zurückzugreifen. Weil du außerdem deinen Insulinspiegel noch nicht durch eine Portion Haferflocken oder andere Kohlenhydrate in die Höhe hast schnellen lassen, ist dieser niedrig. So kann beim Sport Testosteron ausgeschüttet werden. Dieses Hormon wiederum sorgt dafür, dass der Körper für die Energiegewinnung direkt auf die Fettzellen zugreifen kann. Schon 30 Minuten Training auf nüchternen Magen reichen aus, um den Fettstoffwechsel deutlich anzuregen.[11]

Doch nicht nur mit dem Körperfett räumt das Nüchterntraining auf, sondern auch mit Abfallstoffen in den Zellen. Du stößt mit dem Frühsport einen Reinigungsprozess an, der Organe, Blut, Haut und Lunge einer Verjüngungskur unterzieht.

Wenn du nach dem Aufstehen gleich in die Laufschuhe steigst und lostrabst, kommst du außerdem in den Genuss von herrlicher Morgenluft, die weniger Schadstoffe enthält. Auch der Ozonwert ist zu dieser Tageszeit noch gering. Und weil Bewegung nachweislich glücklich macht, verpasst du dir schon zum Start in den Tag einen Serotonin-Schub, von dem du die kommenden Stunden profitieren wirst.

Drei Tricks für einen sportlichen Start

- Trinke vor dem Sport einen Espresso oder eine Tasse schwarzen Kaffee. So werden Fettsäuren freigesetzt und für die Energiegewinnung genutzt.
- Wenn du gerade erst mit Nüchterntraining beginnst, lass es langsam angehen. 30 Minuten sind erst mal ausreichend.
- Übertreibe es nicht mit dem Frühsport. Wenn du dich zu sehr belastest und anaerob trainierst, wird der Blutfluss zum Fettgewebe verhindert und Laktat gebildet. Es verhindert, dass dein Körper Fett als Energielieferanten anzapfen kann.

TIPP 14:

Schaff dir einen Platz zum Wohlfühlen

Mach es dir so richtig schön und gemütlich! Und zwar an einem Platz in deiner Wohnung oder in deinem Haus, der nur dir allein gehört – egal, mit wie vielen Menschen du zusammenwohnst. Das kann ein bequemer Sessel oder ein Sofa mit deinem Lieblingskissen und deiner Lieblingsdecke darauf sein oder, wenn du den entsprechenden Raum dafür zur Verfügung hast, auch ein ganzes Zimmer, das du dir ganz nach deinem Geschmack einrichtest. Es kann aber auch einfach dein Bett sein, in das du dich, wenn die Kinder schlafen, verkriechst, um in aller Ruhe deine Lieblingsserie zu gucken, ein gutes Buch zu lesen oder in einer Zeitschrift zu blättern. Mach es dir an deinem Wohlfühlort so richtig schön und lass dir von niemandem reinreden. Das hier ist dein Ort! Stell Kerzen auf, besorge dir so viele Kissen, wie du möchtest, und gestalte ihn ganz nach deinen Wünschen. Du kannst dir diese Wohlfühlecke natürlich auch in deinem Garten oder auf deinem Balkon einrichten: Palettenmöbel oder Outdoor-Sofas sind herrliche Kuschelecken, ebenso wie Hängematten oder Schaukelsessel.
Lass deiner Kreativität einfach freien Lauf, um dir deinen ganz persönlichen Ort zu schaffen. Und wenn du kein Talent für Innenarchitektur hast, lass dich inspirieren! Auf Pinterest, in Zeitschriften oder allgemein im Netz gibt es tolle Vorschläge zum Nachmachen!

Tricks für die Wohlfühlecke

Mit Einrichten hast du es nicht so? Das
macht nichts. Deine Wohlfühlecke muss nicht schick
aussehen. Sie muss gemütlich sein! Dazu genügen ein be-
quemes Möbelstück, ausreichend Kissen und eine weiche Decke.
Vielleicht legst du dir für den Fall der Fälle auch noch ein paar dicke
Socken bereit. Besonders persönlich wird deine Wohlfühlecke,
wenn hier zum Beispiel die Kuscheltiere oder das Schmuse-
kissen deiner Kindheit Einzug halten: Das verstärkt das
Gefühl der Geborgenheit.

TIPP 15:

Versteck deine Süßigkeiten

Du willst gesund leben, aber nichts dafür tun. Das ist ein hervorragender Ansatz und gar nicht so abwegig, wie es zunächst klingen mag. Eine sehr effektive Form von Nichtstun ist zum Beispiel: *Nicht* Süßigkeiten essen.

Sie gelingt am besten, wenn du Kaubonbons, Kekse, Schokolade & Co. aus deinem Blickfeld verbannst – ganz unabhängig davon, ob sie zu Hause oder im Büro locken. Besorge eine blickdichte Dose mit Deckel, in der du sie verstauen kannst. Nimm diese Dose und stell sie in den Küchenschrank, die Abstellkammer oder in den Aktenschrank unter dem Drucker draußen auf dem Büroflur. Tür zu. Fertig.

Jetzt wirst du vermutlich sagen: »Aber dann weiß ich doch immer noch, wo sie sind! Das kann ich mir doch merken.«

Klar weißt du das. Du bist ja nicht dement.

Aber was du nicht siehst, führt dich auch nicht in Versuchung. Wenn du nicht zehnmal am Tag an einer Schüssel mit Donuts vorbeiläufst, musst du auch nicht zehnmal am Tag gegen deine Gelüste ankämpfen, dir einen zu nehmen. Oder zwei. Oder drei. Denn dieser Kampf kostet sooo viel Kraft. Und meistens verlierst du ihn auch noch. Denn spätestens am Ende des Tages ist dein Willenskraft-Akku einfach leer. Da ist nicht mehr viel mit »Nein, diesen Donut ess ich nicht«.

Wenn du trotzdem zum Schrank gehst, die Dose herausnimmst, den Deckel öffnest und dir die Schokolade holst, so ist das eine bewusste und gewollte Tätigkeit. Du tust es im vollen Besitz deiner geistigen und körperlichen Kräfte. Das verhindert Naschdemenz, also das Essen von Snacks und Süßigkeiten im Vorübergehen, das wir schon fünf Minuten später wieder vergessen haben. Und das wir deshalb ständig wiederholen und abends trotzdem im Brustton der Überzeugung sagen: »Ich habe heute gar nicht genascht!«

Drei Helfer gegen Heißhunger auf Süßes

Pfefferminze: Dank ihrem hohen Gehalt an Menthol hilft Pfefferminze gegen Naschlust. Denn der typisch erfrischende Geschmack passt einfach nicht gut zu Süßem. Wenn du also von einem Tee, einem zuckerfreien Kaugummi oder Lutschbonbon Pfefferminzgeschmack im Mund hast, verzichtest du leichter auf unnötiges Essen. Auch ungesüßter Pfefferminztee – warm oder kalt – oder Zähneputzen helfen dabei.

Magnesium: Manchmal steckt hinter dem Heißhunger auf Schokolade ein Magnesiummangel. Dein Körper weiß aus Erfahrung, dass sich dieser mit Schokolade prima beheben lässt. Schließlich enthält Kakao mit 495 Milligramm pro 100 Gramm (also in einer normalen Tafel) vergleichsweise viel Magnesium. Ein Pulver aus Magnesiumcitrat, in Wasser eingerührt und getrunken, kann den Heißhunger stoppen. Erst recht, wenn es regelmäßig eingenommen wird.

Ätherische Öle: Deine Lust auf Schokolade lässt sich auch mit Rosenöl bremsen. Es enthält Phenylethylamin, das auch im Kakao enthalten ist. Bei Heißhunger daran zu riechen kann einen unmittelbaren Effekt haben. Das gilt auch für Vanilleöl. Auch ein Tropfen Zitronenöl, getrunken in einem Glas Wasser, hilft.

TIPP 16:

Visualisiere deine Träume

»Ein Ziel ist ein Traum mit Termin«, sagt ein Sprichwort. Und da ist durchaus was dran: Wenn du Träume wahr werden lassen und Ziele erreichen willst, musst du aufpassen, dass du sie nicht aus den Augen verlierst und dass sie im Alltagstrubel nicht untergehen. Damit dir das gelingt, gibt es einen ganz einfachen Trick: Visualisiere deine Träume! Je konkreter und deutlicher du das tust, desto stärker gelangen sie in dein Unterbewusstsein, das dich dann wiederum bei der Realisierung unterstützt.[12] Dein Gehirn hat es schwer, zwischen der Visualisierung und der Realität zu unterscheiden. Je konkreter du dir deine Träume vorstellst, desto mehr wird es dich dabei unterstützen, dass sie tatsächlich wahr werden.

Visualisieren ist ungemein motivierend! Es bedeutet, dir im Geist eine Vision der Zukunft vorzustellen, die so detailliert ist, dass sie dir in diesem Augenblick schon real erscheint. Versuch daher, dir dein Ziel so genau wie möglich vorzustellen. Wie fühlt es sich an? Wie sieht es aus? Wer ist da? Was wird gesprochen? Was hast du an, wie siehst du aus und wie alt bist du? Ist es Sommer oder Winter? Wie riecht es? Welche Geräusche kannst du hören? Wie fühlst du dich? Konzentriere dich auf dieses Gefühl, nimm es ganz genau wahr. Versuche, so viele Sinne wie möglich an deiner Visualisierung teilhaben zu lassen. Träum dich regelmäßig in sie hinein. Und schreib dir deine Träume und Ziele auf. Speichere sie in deinem Smartphone ab oder besorge dir ein Vision Board, auf dem du notierst, was du bis wann erreichen willst. Du kannst auch mit Fotos, Illustrationen und Bildern aus Zeitschriften arbeiten und dir so vor

Augen führen, was du in dein Leben holen willst. Deiner Fantasie sind dabei keine Grenzen gesetzt.

Die Zitronen-Übung

Visualisieren kannst du lernen. Eine so bekannte wie effektive Methode ist die Zitronen-Übung: Leg die Zitrusfrucht vor dich hin und sieh sie dir ganz genau an. Wirklich ganz genau! Betrachte die Struktur ihrer Schale, ihre Form, ihren Farbverlauf. Ist er gleichmäßig?

Dann setze auch die anderen Sinne ein. Nimm sie in die Hand und spüre, wie sie sich anfühlt. Ertaste die Unebenheiten ihrer Schale und wieg sie in der Hand. Wie schwer ist sie? Nun kommt die Nase zum Einsatz. Schnuppere an ihr. Saug den typischen Zitrusduft tief in dich ein. Dann versuche auch, die Zitrone zu »hören«. Fahr mit dem Finger über die Schale und lausche auf das Geräusch, das dabei entsteht.

Und nun legst du die Zitrone zur Seite, schließt die Augen und stellst sie dir vor. Kannst du sie ganz deutlich vor dir sehen? Wie riecht sie? Öffne die Augen wieder und gleiche deine Vorstellung mit der Frucht ab, die vor dir liegt. Wiederhole das immer wieder. Je öfter du es tust, desto realitätsnäher wird deine Visualisierung. Stell dir nun vor, dass du die Zitrone schälst und hineinbeißt. Sei sorgsam mit deiner Vorstellung und aktiviere wieder alle deine Sinne.

Und dann überprüfst du, wie gut deine Vorstellung war. Schäle die Zitrone wirklich und beiß hinein. Ist sie saurer oder weniger sauer als in deiner Vorstellung? Welche Sinne werden angesprochen? Wo war deine Vorstellung genau und wo musst du sie anpassen?

TIPP 17:

Nimm die Treppe

Was gegen Aufzüge spricht? Gar nichts!

Wenn du umziehst, ist es toll, dass du deine zentnerschweren Bücherkartons nicht von Hand durchs Treppenhaus schleppen musst. Und wenn du deinen Lebensmitteleinkauf für die ganze Woche erledigt hast, kannst du froh sein, wenn du die Tüten und Taschen nicht in den fünften Stock schleppen musst (wo die Tüte auf dem Weg nach oben mit Sicherheit reißt und deine Äpfel und Birnen durch das ganze Treppenhaus poltern).

Auch wenn du mit einem müden und schlecht gelaunten Kind unterwegs bist, kann es eine große Entlastung sein, einfach nur einen Knopf zu drücken, einzusteigen und sich nach oben fahren zu lassen.

In allen anderen Fällen aber, wo du aus dem Erdgeschoss ins Obergeschoss gelangen möchtest – zu Hause, im Büro, auf dem Weg zum Arzt, auf dem Weg zum Steuerberater usw. –, ist die Treppe der Weg deiner Wahl.

Denn damit integrierst du ganz nebenbei Bewegung in deinen Alltag: bei etwas, das du sowieso tun musst – nämlich von A nach B gelangen. Treppensteigen gehört zu den einfachsten und effektivsten Fitnessübungen im Alltag. Du musst nichts dafür bezahlen, du brauchst dafür kein Equipment, und du kannst es an jedem Ort der Welt ausführen – vorausgesetzt, du hast eine einzige Stufe zur Verfügung.

Dabei ist es so effizient wie eine Jogging-Einheit. 400 Treppenstufen – das entspricht 16 bis 20 Stockwerken – sind so gut wie etwa 15 Minuten Joggen. Das ist doch mal was, oder? Das Treppensteigen trainiert deine Atmung, dein Herz-Kreislauf-

System sowie deine Po-, Oberschenkel- und Wadenmuskulatur. Ganz nebenbei verbessert es auch den Stoffwechsel.

Studien haben sogar herausgefunden, dass es zu erhöhter Ausdauer-Leistungsfähigkeit führt, den Bauchumfang verringert und sowohl den Blutdruck als auch den LDL-Cholesterinwert senken kann. Grundsätzlich lässt sich sagen, dass Treppenlaufen siebenmal so anstrengend ist wie Gehen auf der Ebene. Nimmst du zum Beispiel auf dem Weg ins Büro zügig 500 Stufen, sind das zwischen 140 und 240 Kalorien, die du damit im Vergleich zum Aufzug mehr verbrennst. Das ist theoretisch ein Schokoriegel pro Tag, den du essen kannst, ohne dass er sich auf der Hüfte bemerkbar macht. Kommt für dich natürlich nicht infrage, ist schon klar. Wir wollten es an dieser Stelle nur mal erwähnt haben. Nach vier Arbeitstagen hast du, wenn du auf den Schokoriegel verzichtest, mit dem Treppensteigen eine Stunde Joggen oder Krafttraining reingeholt – so ganz nebenbei.

Wenn du dich also das nächste Mal entscheiden musst, ob du die Treppe oder den Aufzug nimmst, dann frag dich kurz, ob du 30 Kilo Bücher, 20 Kilo Lebensmitteleinkauf oder 15 Kilo trotziges Kind bei dir hast. Und wenn die Antwort »Nein« lautet, dann nimm die Treppe.

So wird aus dem Treppensteigen ein Work-out

1. Strecke bei jeder Stufe, die du nimmst, die Beine kräftig durch.
2. Nimm auf einer Etage die Stufen langsam, auf der nächsten schnell, auf der dritten wieder langsam.
3. Nimm 2 Stufen auf einmal.
4. Setze mal den ganzen Fuß auf und dann wieder nur die Ballen.
5. Nimm die Stufen über Kreuz.

TIPP 18:

Sag Keimen und Bakterien den Kampf an

Ordnung ist das halbe Leben? Sauberkeit auch! Natürlich muss dein Zuhause nicht klinisch rein sein. Du solltest Ungeziefer, Keimen und Bakterien aber auch nicht gerade eine herzliche Einladung aussprechen.[13] Und das tust du, wenn du zum Beispiel Spüllappen oder Schwämme nicht gründlich auswäschst und auswringst, sondern sie tropfnass liegen lässt. Falsch wäre es aber auch, deine ganze Wohnung regelmäßig zu desinfizieren: In der Regel reichen die herkömmlichen Putzmittel aus, um Keime zu entfernen. Du brauchst keine antibakteriellen Reinigungs- oder Desinfektionsmittel. Und eine Oberfläche damit einzusprühen, ersetzt das Reinigen mit dem Putzlappen auch nicht. Viel wichtiger ist, für Küche, Bad und Toilette eigene Putzlappen zu verwenden, idealerweise sogar für jedes Zimmer, diese nach Gebrauch gründlich auszuspülen und sie zum Trocknen aufzuhängen. Bürsten kannst du regelmäßig in die Spülmaschine geben.

Wechsle deine Putzlappen häufig und wasche sie bei mindestens 60 °C! Apropos Waschen: Beim Wäschewaschen kommt es nicht nur darauf an, dass Hemd und Hose sauber, sondern auch darauf, dass Keime und Bakterien wirklich entfernt werden. Wasche Handtücher, Waschlappen, Spüllappen und Putztücher bei mindestens 60 °C mit einem bleichmittelhaltigen Vollwaschmittel. Lass deine Maschine einmal pro Woche bei 60 °C leer durchlaufen.

Auch Nahrungsmittel sind ein beliebter Magnet für Ungeziefer: Sie locken Ameisen, Fruchtfliegen, Maden und Motten an. Halte deine Küche sauber. Entferne Essensrückstände und

Fettreste sofort. Wische Zuckerreste (auch Fruchtzucker) immer gleich weg. Und bewahre dein Obst im Gemüsefach deines Kühlschranks oder unter einer Glasglocke auf. Kontrolliere regelmäßig offene Packungen oder fülle Nahrungsmittel wie Cornflakes oder Mehl gleich in Gläser um. Angenehmer Nebeneffekt: Das sieht auch noch hübscher aus als die herkömmlichen Verpackungen.

Finger weg von Desinfektionsmitteln

Desinfektionsmittel waren und sind in der Corona-Pandemie wichtig und perfekt, wenn du unterwegs bist, aber keine Gelegenheit hast, dir gründlich die Hände zu waschen. In Privathaushalten haben Desinfektionsmittel nach Einschätzung des Umweltbundesamtes, des Bundesinstituts für Risikobewertung und des Robert-Koch-Instituts jedoch nichts zu suchen. Durch falsche Anwendung können sich Resistenzen bilden. Außerdem besteht das Risiko einer Vergiftung durch Desinfektionsmittel oder die Gefahr, dass die Anwender sich durch die Benutzung von Desinfektionsmitteln in falscher Sicherheit wiegen und deshalb herkömmliche und wirksame Hygienemaßnahmen wie das Händewaschen vernachlässigen.

TIPP 19:

Trinke grünen Tee

Abwarten und Tee trinken? Im Hinblick auf deine Gesundheit ist das eine hervorragende Idee. Denn es gibt – neben Wasser – kaum ein gesünderes Getränk als grünen Tee.

Das liegt daran, dass er zu 40 bis 50 Prozent aus Epigallocatechingallat besteht. Nennen wir es der Einfachheit halber EGCG. Dabei handelt es sich um ein sogenanntes Polyphenol, einen sekundären Pflanzenstoff. Und der hat es in sich. Er verhindert zum Beispiel, dass der Blutzuckerspiegel ansteigt, wenn wir kohlenhydratreich gegessen haben. Er hemmt Entzündungen und unterstützt unser Immunsystem in seiner Funktion. Er bremst das Wachstum von Tumorblutgefäßen und Polypen im Darm aus. Und – und damit sind wir noch nicht am Ende der gesundheitlichen Vorteile von grünem Tee – er senkt den Cholesterinspiegel und macht die Blutgefäße elastischer. Damit kann er das Infarktrisiko senken.

Schon seit mehr als 4000 Jahren wird in Asien grüner Tee hergestellt. Auch wenn sich dabei unterschiedliche Verfahren entwickelt haben, haben sie doch eines gemeinsam: die minimale Fermentation der Teeblätter. Innerhalb kürzester Zeit nach dem Pflücken werden sie erhitzt, damit die Enzyme im Blatt nicht mehr mit dem Sauerstoff in der Luft reagieren können. Anders als beim schwarzen Tee, der aus den gleichen Blättern entsteht, aber länger fermentiert wird, bleiben dabei viele natürliche Inhaltsstoffe erhalten. Wenn du also unter anderem dein Herz schützen, gesund altern, dein Gewicht halten, deinen Cholesterinspiegel senken und/oder deine Leber unterstützen willst, trinkst du jeden Tag bis zu einem Liter grünen Tee. Prost!

Was du beim Zubereiten von Grüntee beachten solltest

Anders als der Schwarztee, der aus der gleichen Teepflanze hergestellt wird, ist grüner Tee nicht fermentiert und enthält noch alle Gerbstoffe. Damit er sein feines Aroma entfalten kann, sollte er mit heißem, aber nicht mehr kochendem Wasser aufgegossen werden. Für die richtige Temperatur wartest du einfach fünf Minuten, bevor du das gekochte Wasser verwendest. Mit vier Teelöffel losem Tee kannst du dir eine ganze Kanne brühen, und das sogar mehrmals. Nach zwei bis drei Minuten Ziehzeit nimmst du die Teeblätter aus der Kanne.

TIPP 20:

Bring Bewegung an den Schreibtisch

Ob du nun einen Bürojob hast oder nicht: Am Computer sitzen wir alle irgendwann mal. Der Durchschnittsbürger tut das erschreckende 7,5 Stunden pro Tag. Dabei sollten wir nicht mehr als 4,5 Stunden pro Tag sitzen, wenn wir keine Einschränkungen unserer Gesundheit erleiden wollen.

Wenn du Tipp 5 schon beherzigst, dann arbeitest du bereits gelegentlich im Stehen. Oder du bringst durch einen Sitzball Bewegung in deinen Körper.

Du kannst deine Büroarbeiten aber auch ganz prima erledigen, während du Sport machst und dich so richtig schön auspowerst. Es gibt zum Beispiel Heimtrainer, die einen integrierten Schreibtisch haben (an einem solchen aktiven Arbeitsplatz entsteht, nebenbei bemerkt, dieser Text). Je nachdem, wie sehr du dich auf deine Arbeit konzentrieren musst und wonach dir der Sinn stehst, kannst du gemütlich vor dich hin strampeln oder richtig Gas geben.

Sollte dir die Investition für einen Hometrainer mit Schreibtisch zu hoch sein oder dein Chef etwas dagegen haben, dass du diesen mit ins Büro bringst, kannst du auch ganz einfach und mühelos einen mobilen Stepper unter dem Tisch platzieren. Oder du stellst den Stepper vors Regal und den Laptop ins Regalfach und erledigst so deine digitale Arbeit, während du beim stationären Treppensteigen ein Stockwerk nach dem anderen überwindest.

Wenn du zu den Vielsitzern gehörst, solltest du dir Zeiten an deinem beweglichen Arbeitsplatz fest einplanen. Allein schon deshalb, um dich nicht selbst auszutricksen und die mobilen

Zeiten immer wieder zu vergessen. Die Mühe lohnt sich! Damit steigerst du nicht nur deine Fitness, sondern gönnst dir gleich auch ein paar Lebensjahre mehr. An dem Sprichwort »Sitzen ist das neue Rauchen« ist nämlich wirklich was dran! Studien haben ergeben, dass Menschen, die mehr als vier Stunden täglich sitzen, sehr viel öfter unter chronischen Krankheiten leiden als solche, die diese Zahl unterschreiten. Und: Die WHO schätzt, dass rund 3,2 Millionen Menschen pro Jahr vorzeitig sterben, weil sie sich zu wenig bewegen.

Also sorge dafür, dass du nicht zu ihnen gehörst. Lass deine Beine strampeln, während die Finger über die Tasten galoppieren. Damit senkst du das Risiko für Typ-2-Diabetes, Bluthochdruck und Krebs. Nebenbei bringst du deinen Stoffwechsel und das Herz-Kreislauf-System in Schwung, ganz zu schweigen davon, dass du Beinvenen und Muskeln beanspruchst! Dein Körper wird es dir danken! Und natürlich funktioniert all das auch, wenn du dir deine Lieblingsserie anschaust oder ein Buch liest!

TIPP 21:

Schlafe ausreichend

Die Steigerung von Nichtstun ist Schlafen, denken viele. Das sieht allerdings nur von außen so aus. Tatsächlich passiert in unserem Körper jede Menge, während wir friedlich schlummern. Genau genommen passiert dabei sogar so viel, dass es einen enormen Einfluss auf deine Gesundheit hat, ob du genügend Schlaf bekommst oder nicht. Ein Drittel deines Lebens verbringst du mit geschlossenen Augen im Traumland, weil diese Auszeit vom Wachsein so lebenswichtig für Körper und Geist ist.

Fangen wir bei der schlanken Linie an: Acht Stunden Schlaf drosseln unseren Hunger und Appetit und können sich somit entscheidend auf unser Körpergewicht auswirken. Wer nachts mehr schläft, isst tagsüber weniger und hält leichter sein Gewicht. Zu wenig Schlaf hingegen führt tagsüber zu Heißhungerattacken auf Süßes und Deftiges. Denn je müder du bist, desto mehr Belohnung will dein Gehirn haben.

Während wir im Bett liegen und nichts tun, essen wir auch nicht. Das ist gut, denn so kann die Autophagie – die Zellreinigung – im ganzen Körper auf Hochtouren laufen. Sie trägt dazu bei, dass Regeneration stattfinden kann.

Auch unser Immunsystem ist im Schlaf aktiv und bekämpft in dieser Zeit besonders effektiv Viren und Bakterien.

Und nicht zuletzt ist Schlafen gesund für unser Gehirn: In den Ruhestunden kann es Erlebtes verarbeiten, Erlerntes abspeichern und Erfahrungen auswerten. Weil parallel dazu mehr Lymphfluss stattfindet, werden Stoffwechselprodukte abtransportiert, und das Gehirn wird sozusagen einmal durchgespült.

Drei Tricks für gesunden Schlaf

Routine: Unser Körper liebt es, wenn unser Tagesablauf immer demselben Schema folgt. Jeden Tag um dieselbe Zeit aufzustehen und ins Bett zu gehen, hilft ihm, sich auf den Schlaf einzulassen.

Verzicht: Zwei Stunden vor dem Schlafen auf Essen, Kaffee, Alkohol und Smartphone beziehungsweise Laptop zu verzichten, leistet einen entscheidenden Beitrag zum friedlichen Einschlummern.

Bewegung: Wenn du dich tagsüber viel bewegt hast, ist die Wahrscheinlichkeit groß, dass du nachts gut schlafen kannst. Du musst dabei nicht an deine körperlichen Grenzen gehen, maßvolle sportliche Aktivitäten reichen aus.

TIPP 22:

Sei aktiv beim Sitzen

Rund 17 Millionen Deutsche haben einer Statistik des Arbeits-
schutzgesetzes zufolge einen Bürojob und verbringen etwa
80 Prozent der Arbeitszeit sitzend am Schreibtisch. Weil noch
das Sitzen im Auto, beim Essen und beim Fernsehen oben-
draufkommt, summiert sich die Sitzzeit laut einer Bewegungs-
studie der Techniker Krankenkasse für immerhin 21 Prozent
der Deutschen auf mehr als neun Stunden täglich. 36 Prozent
der Menschen, die ihrer Berufstätigkeit vorwiegend im Sitzen
nachkommen, leiden unter darauf zurückzuführenden Be-
schwerden.

Doch es gibt eine Menge Dinge, die du tun kannst, damit dir
das viele Sitzen nicht schadet. Wichtig ist zunächst, dass du dir
deine Sitzgewohnheiten bewusst machst. Wie ist deine typi-
sche Sitzhaltung? Mit Rundrücken und vorgeschobenem Kopf?
Wenn du in dieser Position stundenlang verharrst, sind Rückenschmerzen vorprogrammiert. Diese Haltung kannst du
umgehen, indem du die Beine unter dem Schreibtisch einfach
ab und an hochlegst – auf einen kleinen Beistelltisch oder eine
Kiste, die so hoch ist, dass deine Beine etwa eine gerade Linie zu
deinem Po bilden. Dann kannst du dich auf deinem Schreibtischstuhl zurücklehnen und viel bequemer arbeiten. Auf keinen Fall solltest du aber den ganzen Tag in dieser Position bleiben! Denn das Stichwort lautet: aktives Sitzen. Das bedeutet,
dass du deine Körperhaltung so oft wie möglich, mindestens
jedoch alle 15 Minuten verändern solltest. Das entlastet deine
Muskeln und reduziert die Gefahr von Verspannungen. Dadurch, dass du deine Muskeln bei jeder Bewegung an- und wie-

der entspannst, trainierst du auch deine Rumpfmuskulatur. Muskeln und Bandscheiben werden mit Nährstoffen versorgt und viel besser durchblutet. Statisches Sitzen erhöht die Gefahr eines Bandscheibenvorfalls, für Fehlstellungen und Haltungsstörungen. Durch aktives Sitzen kannst du auch deine Konzentration und deine gesamte Leistungsfähigkeit steigern und bist seltener müde. Kein Wunder: Wenn du dich weniger bewegst, zirkuliert das Blut in deinem Körper langsamer, und dein Gehirn bekommt weniger Sauerstoff. Auch dein Stresslevel wird durch das aktive Sitzen reduziert, da die Bewegung Stresshormone reduziert. Was du zusätzlich tun kannst?

1. Sorge dafür, dass dein Schreibtischstuhl die richtige Höhe hat. Deine Unterarme sollten entspannt und gerade auf dem Tisch aufliegen – im 90-Grad-Winkel zu den Oberarmen.

2. Steh auf, sooft sich die Gelegenheit bietet! Stell die zwei Flaschen Wasser, die du ohnehin im Laufe deines Bürotags trinken solltest, so, dass du dich erheben musst, um dir ein neues Glas einzuschenken. Laufe herum, wenn du telefonierst oder eine Sprachnachricht abhörst oder sendest.

3. Du kannst dich auch an die »40–15–5«-Regel halten: 40 Minuten sitzen, 15 Minuten stehen und fünf Minuten laufen. Oft klappen diese festgelegten Zeiten im Büroalltag aber nicht so gut, und du musst ständig auf die Uhr schauen.[14]

Mini-Büro-Work-out

1. Streck dich mindestens ein Mal pro Stunde richtig durch.
2. Kreise deine Schultern langsam nach hinten und und nach vorn. Kreise deinen Kopf über die rechte und linke Schulter.
3. Hebe deine Beine an und halte die Position 15 Sekunden lang.

TIPP 23:

Nutze deine TV-Zeit effektiv

Es gibt so Tage, da sitzen wir nur im Büro, fahren abends mit dem Auto nach Hause und wollen dann nur noch eins: ab auf die Couch! Wenn du bis hierhin gelesen hast, weißt du, dass das keine gute Idee ist. Was also tun, wenn die neueste TV-Serie dich nicht loslässt und du unbedingt wissen willst, wie es weitergeht? Dann nutze deine Zeit vor dem Bildschirm doch einfach effektiv! Hier kommen drei Dinge, die wesentlich sinnvoller sind, als auf deinen vier Buchstaben im Sofa zu versinken. Und sie sind sogar für Binge-Watching geeignet. Versprochen!

Hast du einen Hula-Hoop-Reifen zur Hand? Dann nutze ihn! Du lässt entspannt die Hüften kreisen, während vor dir alle sechs Staffeln *House of Cards* vorbeiziehen. Du verbrennst Kalorien, mobilisierst deine Wirbelsäule und bringst dein Herz-Kreislauf-System in Schwung. Du tust etwas für deine Koordination und trainierst deine Balance. Du verpasst dir selbst eine wohltuende Massage und regst die Durchblutung im Rumpf an. Darüber hinaus stimulierst du deine Organe und unterstützt deinen Stoffwechsel. Und das alles quasi nebenbei.

Eine weitere Möglichkeit, trotz Fernsehen fit zu bleiben, sind ein paar gezielte Kraftübungen, bei denen du deine Wohnzimmerausstattung mit einbeziehst. Für effektive Crunches legst du deine Unterschenkel auf einen Sessel oder die Couch, verschränkst die Arme auf der Brust und hebst Kopf sowie Schultern langsam vom Boden ab. Halte die Position kurz und rolle dann wieder zurück, ohne den Rumpf ganz abzulegen. Mach so viele Wiederholungen, wie du schaffst. Und dann noch eine mehr. Leg dich dann mit dem Bauch auf den Teppich, öffne deine Beine hüftbreit und platziere deine Hände unter der Stirn. Hebe Kopf und Rumpf rund zehn Zentimeter hoch, halte die Position 15 Sekunden lang und leg dich wieder ab. Nach drei Wiederholungen hast du deinem Rücken viel Gutes getan. Dann geht es an deine Po-Muskulatur: Bleib auf dem Bauch liegen, platziere jetzt aber ein dickes Kissen unter deinem Becken. Streck die Beine aus und spann sie an, bevor du sie vom Boden einige Zentimeter anhebst. Öffne und schließe sie langsam. Zwei Sätze à zehn Wiederholungen sollten sich bereits bemerkbar machen. Und zu guter Letzt die Übung mit der besten Aussicht auf den Bildschirm: Sitze auf dem Sofa, klemm dir ein Kissen zwischen die Beine und presse sie fest gegeneinander. 15 bis 20 Sekunden halten, dann eine kurze Pause einlegen, bevor es an Runde zwei und drei geht.

Gesunder Snack für den Filmabend

Wenn du mit deinem Training fertig bist, die Serie aber immer noch läuft, ist es Zeit für einen gesunden Snack. Gebackene Kichererbsen bieten sich hierfür an: Wasch den Inhalt einer 400-Gramm-Dose gekochter Kichererbsen unter fließendem Wasser ab. Verteile die Hülsenfrüchte auf einem Backblech und tupfe sie trocken. Beträufle sie mit einer Mischung aus 2 Esslöffeln Olivenöl und einer gepressten Knoblauchzehe und würze sie mit etwas Salz und Pfeffer, bevor du sie 15 Minuten im vorgeheizten Backofen (180 °C) röstest. Beim anschließenden Knabbern versorgst du deinem Körper mit viel Protein, Kalium und Eisen. Guten Appetit!

TIPP 24:

Setze Glückshormone frei

Magst du gern Schokolade? Und hast du manchmal sogar Heißhunger drauf? Damit bist du nicht allein. Die gute Nachricht ist, dass es für unsere Lust auf Schokolade und die Tatsache, dass wir uns nach ihrem Genuss oft glücklicher fühlen, sogar eine wissenschaftliche Erklärung gibt: In Kakaobohnen ist die Aminosäure L-Tryptophan enthalten. Dieser Stoff wird im Gehirn zu Serotonin umgewandelt. Serotonin trägt den Beinamen Glückshormon. Völlig zu Recht, denn ein zu niedriger Serotoninspiegel führt zu schlechter Laune, Angst, Depressionen, Reizbarkeit, einem geringen Selbstwertgefühl und Konzentrationsschwierigkeiten, Heißhungerattacken auf Süßes und damit verbunden zu Gewichtszunahme. Auch Schlafstörungen können die Folge eines Serotoninmangels sein, denn zusammen mit seinem Gegenspieler Melatonin regelt Serotonin den Tag-Nacht-Rhythmus. Es übernimmt dabei den Wach-Part, was im Umkehrschluss bedeutet: Mangelt es daran, kommst du morgens schlecht aus dem Bett, bist müde und träge.

Da sich Serotonin unter anderem durch das Sonnenlicht bildet, ist das Problem des Serotoninmangels im Winter stärker als im Sommer. Doch zum Glück kannst du Abhilfe schaffen, denn Serotonin wird nicht nur durch Sonnenlicht gebildet. Keine Sorge, wir empfehlen dir jetzt nicht, tonnenweise Schokolade zu essen, schließlich ist das hier ein Gesundheitsbuch. Aber grundsätzlich ist Essen ein gutes Stichwort, denn es gibt neben der Schokolade noch eine Menge Nahrungsmittel, in denen Serotonin (respektive L-Tryptophan) enthalten ist: Walnüsse,

Bananen und Avocados, Parmesankäse, Eier, Tomaten, fettreiche Fischsorten wie Makrele, Hering, Thunfisch oder Lachs, Cashewkerne, Sojabohnen, Pilze, Hirse und Sonnenblumenkerne.

Auch sonst kannst du eine Menge tun, um deine Serotoninbildung anzuregen: Sport treiben zum Beispiel. Oder du kannst auch einfach besonders oft lächeln. Dadurch wird ebenfalls eine Menge Serotonin gebildet, weil du damit dein Gehirn austrickst. Selbst ein unechtes Lächeln signalisiert ihm nämlich, dass wir glücklich sind, und veranlasst die Hormonausschüttung. Und wir haben noch ein paar gute Gründe für dich, mehr zu lächeln – auch dann, wenn dir vielleicht gerade gar nicht so danach ist: Eine Studie hat herausgefunden, dass Schüler, die auf dem Abschlussfoto mit ihrer Klasse lächeln, später seltener geschieden werden und insgesamt glücklicher sind.[15] Und eine weitere belegt, dass länger lebt, wer öfter lächelt.[16]

TIPP 25:

Mach mal Pause vom Essen

Vom intermittierenden oder Intervallfasten hast du bestimmt schon gehört. Dabei geht es darum, den Tag aufzuteilen in Essens- und Fastenphasen. Es gibt verschiedene Modelle dafür, doch am bekanntesten ist wohl die 16–8-Methode. Bei diesem Kurzzeitfasten isst du innerhalb von acht Stunden zwei bis drei Mahlzeiten und verzichtest dann die restlichen 16 Stunden des Tages auf Nahrung und kalorienhaltige Getränke. Klingt gar nicht so einfach, 16 Stunden am Stück auf Essen zu verzichten, oder? Tatsächlich lässt sich der Körper daran gewöhnen. Doch es muss nicht zwingend so ein langer Zeitraum sein. Deiner Gesundheit und deiner Figur tust du auch dann schon Gutes, wenn du aufhörst, zwischen den Mahlzeiten zu essen. Auch das ist eine Form des intermittierenden Fastens.

Wenn du dich zum Frühstück, Mittagessen und Abendbrot abwechslungsreich und ausreichend ernährst, braucht dein Körper keine Snacks zwischendurch. Vier bis fünf Stunden sollte er dann problemlos aushalten, ohne dich mit Heißhungergelüsten zum Kühlschrank oder an die Süßigkeitenbox zu schicken. In dieser Zeit, in der du auf Essen und auf das Trinken von zuckerhaltigen Getränken – dazu zählen auch Säfte – verzichtest, kann dein Insulinspiegel nach der letzten Mahlzeit sinken. Dadurch werden die Fettdepots zugänglich, und dein Körper kann Fett verbrennen. Wenn du hingegen mit einem Keks zwischendurch oder auch einem Apfel als Snack den Insulinspiegel ansteigen lässt, stagniert die Fettverbrennung und du bekommst schnell wieder Hunger auf mehr.

Es lohnt sich, nicht jeder aufkommenden Lust nach Essbarem

nachzugeben, auch wenn die Umstellung am Anfang schwer-
fallen mag. Dagegen lässt sich übrigens sehr gut mit Bewegung
ankämpfen: Geh an der frischen Luft spazieren, schwing den
Hula-Hoop-Reifen, fahr eine Runde mit dem Fahrrad oder was
auch immer. Aber komm in Bewegung. Sie wird dir helfen, die
Essenspausen durchzuhalten. Und mit der Zeit gewöhnt sich
dein Körper daran, dass er nicht 24 Stunden am Tag an einem
All-you-can-eat-Buffet steht, sondern von dir dreimal am Tag
ausreichend mit Nährstoffen versorgt wird – und basta.

Drei Möglichkeiten für intermittierendes Fasten

Das 16:8-Intervallfasten: 16 Stunden am Tag fastest du, acht Stun-
den isst du. Wie du diese Stunden auf den Tag verteilst, ist deine
Sache. Aber natürlich macht es wenig Sinn, die Essenszeiten in deine
Schlafphasen zu legen.

Die 5:2-Methode: Bei diesem Modell isst du fünf Tage in der Woche
regulär und verzichtest an zwei Tagen weitgehend aufs Essen. Erlaubt
sind aber zum Beispiel Brühen oder Ähnliches.

Dinner Cancelling: Der Name verrät es schon – hier geht es darum,
nach 16 Uhr nichts mehr zu essen. Dadurch bleibt der Insulinspiegel
für eine lange Zeit auf niedrigem Niveau, und der Fettabbau läuft auf
Hochtouren.

TIPP 26:

Praktiziere Gesichtsyoga

Yoga ist ein Alleskönner! Das sagen nicht nur wir als begeisterte Yoginis, das sagen auch Studien. Ob die Charité mit einer Nackenschmerzen-Studie, die University of Washington zum Thema Rückenschmerzen, die University of California in Los Angeles mit der Studie *Aerobics versus Yoga* oder die Harvard University in Boston mit ihrer Schlafstudie: Alle sind sich einig, Yoga wirkt.[17] Und wie! Und zwar sowohl auf den Körper als auch auf die Seele. In unserem Tipp 42 stellen wir dir mit dem Sonnengruß eine intensive Übungssequenz vor.

Doch nicht nur deinem Körper tut Yoga gut: Auch dein Gesicht wird es dir danken, wenn du regelmäßige Yogaübungen praktizierst. Wenn du diese Übungen täglich durchführst, werden Mimikfältchen gestrafft, die Haut geglättet, die Durchblutung angeregt, und eine Extraportion guter Laune ist auch noch inklusive. Denn im Lauf der Jahre folgt auch im Gesicht alles der Schwerkraft und sinkt in Richtung Boden. Das kann zu Hängebäckchen und einem etwas traurigen Gesichtsausdruck führen, der dich beim Blick in den Spiegel nicht unbedingt erfreut. Wie wichtig aber ein positives Spiegelbild ist, erfährst du in Tipp 46.

Erfunden hat das Gesichtsyoga die Japanerin Fumiko Takatsu. Sie entwickelte es, da sie infolge eines Unfalls unter einer asymmetrischen Gesichtsveränderung litt. Weil Fumiko Takatsu ohnehin regelmäßig Yoga praktizierte, übertrug sie die klassischen Hatha-Yoga-Übungen auf das Gesicht – als einen fließenden Ablauf aus Spannung und Entspannung.[18]

Für das Gesichtsyoga brauchst du keine zehn Minuten. Du

kannst es fest in deinen Tagesablauf integrieren oder immer mal zwischendurch einbauen – zum Beispiel, wenn du vor dem Rechner sitzt und ohnehin eine kurze Entspannung brauchst.

Gesichtsyoga

Lege deine Zeigefinger auf deine Augenbrauen. Die Daumen platzierst du mit der Nagelseite auf den Wangenknochen. Schließe deine Augen und ziehe Zeigefinger und Daumen langsam in Richtung deiner Ohren. Bleib 40 Sekunden in dieser Position. Dann entspannst du dein Gesicht, spitzt die Lippen zu einem Kussmund, legst deine Zeige- und Mittelfinger unterhalb der Wangenknochen in die Nähe deiner Ohren und ziehst die Wangen in Richtung deiner Ohren. Halte diese Spannung etwa 20 Sekunden, dann holst du tief Luft und bläst die Wangen auf. Halte kurz, atme dann durch die Nase aus und mach noch mal einen Kussmund. Setz deine Finger nun rechts und links deiner Augenbrauen etwa auf Höhe deiner Schläfen, senke die Augenlider und schau einige Sekunden nach unten. Dann hebst du den Blick und schaust wieder geradeaus. Das Ganze wiederholst du sechsmal. Nun öffnest du den Mund ganz weit, streckst die Zunge nach unten heraus und atmest durch den Mund. Deine Augen rollst du dabei nach oben.

TIPP 27:

Leg die Beine hoch

Nicht jeder, der einfach mal die Beine hochlegt und nichts tut, ist faul. Vielleicht ist er auch einfach nur besonders achtsam im Umgang mit seiner Gesundheit. Und wir sollten es ihm unbedingt nachtun. Denn es ist sinnvoll, 20 Minuten am Tag die Füße höher zu lagern als den Rest des Körpers – zum Beispiel, indem wir uns mit dem Rücken auf den Boden legen und die Beine auf der Couch lagern.

Sofort fängt diese Position an, dir Gutes zu tun. Wenn du zum Beispiel im Büro oder auch im Homeoffice viel sitzt oder stehst, kann das dazu führen, dass deine Beine anschwellen und sich Flüssigkeit im Gewebe sammelt. Sobald du sie hochlegst – die Knöchel sollten dabei höher liegen als dein Herz –, werden die Venen entlastet, das Blut und die Lymphe können zurück in den Körper fließen und die Beine fühlen sich wieder leichter an. Damit sind wir auch schon beim zweiten Vorteil: Das Blut fließt leichter zum Herzen zurück, was die Durchblutung fördert, deinen wichtigsten Muskel entlastet und den Kreislauf stabilisiert. Falls du zum Beispiel unter Kreislaufproblemen leidest, ist das Hochlagern der Beine eine schnelle und unkomplizierte Methode, dich wieder ins Lot zu bringen. Auch deiner Verdauung tut das Hochlegen der Beine gut, weil du die an ihr beteiligten Muskelgruppen trainierst und die Arbeit von Magen und Darm unterstützt. Sämtliche Organe profitieren auch davon, dass sie besser mit Sauerstoff versorgt werden.

Und als ob all diese positiven Auswirkungen nicht schon genug wären, lässt uns das Hochlegen unserer Füße auch noch zur Ruhe kommen und entspannen. Wenn du dir wirklich

20 Minuten Zeit dafür nimmst, wirst du in einen meditativen Zustand gelangen, der dich im Anschluss energiegeladen und erfrischt zurücklassen wird. Das gilt erst recht, wenn du das Liegen mit einer einfachen Atemübung verbindest. Atme dafür bewusst durch die Nase ein und zähle dabei bis acht. Halte dann die Luft an und zähle bis vier. Beim anschließenden Ausatmen zählst du wieder bis acht und legst dann wieder eine kurze Pause ein. Auch die Box-Atmung aus Tipp 6 kannst du bei dieser Gelegenheit anwenden. Wenn du dir außerdem noch Entspannungsmusik auflegst, wirst du in deiner kleinen Auszeit den Alltag weit hinter dir lassen. Welche Musik sich hierfür am besten eignet, erfährst du im Infokasten.

Das ultimative Entspannungslied

Neurowissenschaftler des Marktforschungsinstituts MindLab International haben bei einem Experiment herausgefunden, dass der Song »Weightless« der englischen Band Marconi Union das entspannendste Lied der Welt ist. Um sage und schreibe 65 Prozent sank das Stresslevel bei den Teilnehmern, sie beruhigten und entspannten sich, vergaßen Ängste und Sorgen. Und das, obwohl sie zuvor absichtlich unter Stress gesetzt worden waren. Dass »Weightless« so wirken würde, war naheliegend: Die Band hat ihn in Zusammenarbeit mit einem Musiktherapeuten der British Academy of Sound Therapy geschaffen. Er sollte perfekte Harmonie herstellen.

TIPP 28:

Gönn dir Kneippanwendungen

»Wenn es für mich ein Heilmittel gibt, so wird es das Wasser sein«, sagte einst der berühmte katholische Priester Sebastian Kneipp, der sich in der Tat mit seinen Wasseranwendungen selbst von der Tuberkulose und später eine Frau von der Cholera heilte. Was daraus wurde: eine riesige Bewegung mit rund 120 Wasseranwendungen nach Sebastian Kneipp, die die Abwehrkräfte anregen und das Immunsystem stärken.

Eine davon ist der Gesichtsguss mit kaltem Wasser, der nicht nur gesund ist, sondern dich auch noch strahlend und schön aussehen lässt, weil er deine Haut strafft, die Durchblutung fördert und dir dadurch Glanz und einen rosigen Teint verleiht. Ein Gesichtsguss hilft dir morgens gleich nach dem Aufstehen, wenn du einfach nicht wach werden willst und den Schlaf nicht aus den Augen bekommst. Du kannst ihn aber auch jederzeit tagsüber durchführen, wenn du dich zwischendurch abgeschlagen und müde fühlst und das Gefühl hast, ganz dringend eine kleine Erfrischung zu benötigen.[19]

Geht ganz einfach, lässt sich wunderbar und völlig problemlos in deine tägliche Routine integrieren und erfrischt im Übrigen auch müde Augen, wenn du lange gelesen oder wieder mal viel Zeit vor dem Rechner verbracht hast. Am besten baust du den Gesichtsguss fest in deinen Tagesablauf ein. Um optimale Ergebnisse zu erzielen, solltest du die Anwendung zweimal täglich wiederholen.

Möglichkeiten
für Kneippgüsse

Der Gesichtsguss: Leg dir ein Handtuch um
den Hals, damit dir das Wasser nicht in den Nacken
läuft. Beuge dich weit über deine Badewanne. Führe
einen kühlen, nicht zu starken Wasserstrahl von der rechten
Schläfe über die Stirn zur linken Schläfe und dann wieder zurück
nach rechts. Fahre anschließend mit dem Strahl dreimal über dein
Gesicht von oben nach unten und wieder zurück, sodass du es ganz
begießt. Wechsle dann zur linken Gesichtshälfte und verfahre ebenso. Dann kreist du mit dem Wasserstrahl dreimal über das ganze
Gesicht. Nicht abtrocknen, sondern nur leicht abtupfen!
Wenn du keine Dusche hast, funktioniert das auch am
Waschbecken, dann musst du dein Gesicht allerdings
mehr bewegen, da der Wasserstrahl
des Hahns ja unbeweglicher ist als
ein Duschkopf.

TIPP 29:

Iss mehr Ballaststoffe

Eigentlich versuchen wir bei einem gesunden Lebensstil ja, jeglichen Ballast von unserem Körper fernzuhalten. Wir trinken wenig Alkohol, verzichten auf das Rauchen, halten Elektrosmog und Luftverschmutzung von uns fern – alles, um uns so wenig schädliche Stoffe wie möglich zuzumuten. Doch es gibt einen Ballast, den unser Körper dringend braucht, den wir ihm aber leider allzu oft vorenthalten: die Ballaststoffe. Laut der Deutschen Gesellschaft für Ernährung (DGE) essen die Deutschen im Durchschnitt nur zwischen 17 und 21 Gramm davon täglich.[20] Dabei darf es gern wesentlich mehr sein.

Bei Ballaststoffen handelt es sich um Faserbestandteile in pflanzlichen Lebensmitteln, die unser Körper entweder gar nicht oder nur teilweise verwerten kann. »Wofür brauche ich sie dann überhaupt?«, wirst du jetzt vielleicht wissen wollen. Gute Frage!

Tatsächlich brauchst du die löslichen und unlöslichen Ballaststoffe, weil sie deine Verdauung anregen, denn sie quellen im Magen auf, binden Wasser und vergrößern den Darminhalt. Das regt die Bewegung in deinem Verdauungsorgan an und fördert regelmäßigen Stuhlgang. Ballaststoffe sorgen aber auch dafür, dass dein Blutzuckerspiegel beim Essen nur langsam ansteigt und du länger satt bleibst. Heißhungerattacken sind mit einer ausreichenden Ballaststoffzufuhr passé. Eine gesunde Darmflora unterstützen die Stoffe, weil sie die guten Bakterien im Verdauungssystem füttern. Sie produzieren daraus kurzkettige Fettsäuren, die Energie liefern und das Immunsystem stärken. Wenn du jeden Tag genügend Ballaststoffe isst, senkst du außerdem deinen Cholesterinspiegel, weil Gallensäuren gebunden und ausgeschieden werden. Außerdem ist wissenschaftlich belegt, dass die Risiken für Fettleibigkeit, Herz-Kreislauf-Erkrankungen, Bluthochdruck und Diabetes mellitus Typ 2 gesenkt werden.

Lass uns also Nägel mit Köpfen machen! Auf 30 Gramm Ballaststoffe solltest du jeden Tag kommen. Ersetze dafür Weißbrot, Nudeln und Reis durch ihre Vollkornvarianten. Frühstücke Getreide in Form von Hafer- oder Dinkelflocken, und gib einen Esslöffel Flohsamenschalen oder Leinsamen dazu. Auch Weizen- oder Haferkleie machen sich darin gut. Achte auf deine zwei Portionen Obst und drei Portionen Gemüse am Tag, denn auch sie enthalten wertvolle Ballaststoffe. Sorge mit Hülsenfrüchten wie Erbsen, Bohnen, Kichererbsen & Co. für Abwechslung in deinem Speiseplan. Klingt nach der mediterranen Ernährung aus Tipp 41? Richtig! Tobe dich aus, lass deiner Fantasie freien Lauf. Ideal ist es, wenn du verschiedene Quellen miteinander kombinierst. Egal, für welche du dich dabei entscheidest, solltest du auf jeden Fall ausreichend dazu trinken, damit die Ballaststoffe ihre positiven Fähigkeiten voll entfalten können. Und eine Faustregel kannst du dir merken: Je länger du auf einem Gemüse herumkauen musst, desto mehr Ballaststoffe enthält es. Beispiel gefällig? 100 Gramm Karotten liefern 4 Gramm Ballaststoffe, Gurken nur 1 Gramm.

So kommst du auf 30 Gramm Ballaststoffe am Tag

Folgende Lebensmittel, über den Tag verteilt gegessen, decken zum Beispiel deinen Tagesbedarf:[21]

2 Scheiben Vollkornbrot, 175 Gramm Vollkornnudeln (gekocht), 2 Äpfel, 100 Gramm Naturreis (gekocht), 30 Gramm Haferflocken, 100 Gramm Karotten und 100 Gramm Brokkoli.

TIPP 30:

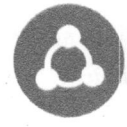

Bearbeite deine Fußreflexzonen

Eigentlich haben sie besonders viel Pflege verdient: unsere Füße. Schließlich tragen sie uns viele Jahrzehnte lang durch unseren Alltag. Und was machen wir mit ihnen? Zwängen sie in High Heels mit Monster-Absätzen, lassen sie schwitzen in Kunstlederschuhen oder pressen sie in Ballerinas, die im Schlussverkauf leider nur noch eine halbe Nummer zu klein zu haben waren.

All das würde dir nie einfallen? Dann haben deine Füße aber Glück gehabt! Trotzdem lohnt es sich für dich, weiterzulesen und zu erfahren, wie du ihnen noch mehr Gutes tun kannst – indem du deine Fußreflexzonen ganz gezielt bearbeitest.

Sommers wie winters wirkt eine Fußmassage oft Wunder – und das nicht nur, wenn die Füße schmerzen. Kostet keine Zeit, denn die Füße kannst du dir mit einem Ball ganz wunderbar selbst massieren. Zum Beispiel, wenn du am Schreibtisch sitzt. Oder wenn du kochst. Oder bügelst. Oder vor dem Fernseher sitzt. Am besten ziehst du dazu die Socken aus.

Zur Massage eignet sich eigentlich jeder Ball, den du im Haus hast, solange es nicht gerade ein Fußball ist. Selbst Murmeln leisten gute Dienste. Sie sollten nur groß genug sein, sodass die Fußfläche nicht den Boden berührt, während du die Kugel rollst. Am besten probierst du in Ruhe aus, welcher Ball für dich angenehm ist. Murmeln und Golfbälle sind besonders hart, Flummibälle etwas weicher, Tennisbälle schön kuschelig. Generell gilt: Je kleiner der Ball, desto feiner kommst du zwischen alle Sehnen und Muskeln, aus denen dein Fuß besteht.

Übrigens: Die Massage tut nicht nur deinen Füßen gut, sondern dem ganzen Körper, denn an deinen Fußsohlen befinden sich

75000 Nervenenden und Reflexpunkte, und du löst, während du eine ruhige Kugel schiebst, Blockaden im ganzen Körper und lockerst das Gewebe. Denn auf deinen Fußsohlen befindet sich eine regelrechte Landkarte deines Körpers.

Für jeden Punkt, jedes Organ, gibt es einen Reflexpunkt im Fuß. Wenn du ihn gezielt massierst, sendest du Signale an die entsprechende Stelle deines Körpers und sorgst dort für Entspannung. Das geht entweder mit der oben beschriebenen Ball-Methode oder indem du mit deinen Daumen kurze, kräftige Impulse auf die Reflexzonen ausübst.

Leidest du zum Beispiel unter einem verspannten Nacken, wird es dir guttun, den unteren Bereich der großen Zehen zu massieren. Die Reflexzonenbereiche der Schulter und des Schultergelenks befinden sich an der Außenseite des Fußes.

Wenn einer der Punkte schmerzt, weißt du, dass an der mit diesem Punkt verbundenen Stelle in deinem Körper etwas nicht stimmt. Gerade dann solltest du vorsichtig weitermassieren.

Übrigens, ein angenehmer Nebeneffekt: Durch das Massieren der Reflexzonen regst du auch die Durchblutung an, förderst den Lymphabfluss in Armen und Beinen, bringst dein Abwehrsystem in Fahrt und baust Stress ab. Es lohnt sich also auf jeden Fall!

Die Reflexzonen deiner Füße

Je nachdem, wo der Ball deine Fußsohle berührt, bearbeitest du über die Fußreflexzonen unterschiedliche Körperbereiche und Organe. Von den Zehen bis zur Ferse sind das unter anderem:

Kopf und Gehirn	Solarplexus	Dickdarm
Auge	Leber	Dünndarm
Ohr	Magen	Unterer Rücken und
Lunge und Brust	Niere	Gesäß

TIPP 31:

Steh früh auf

Bist du eine Lerche oder eine Eule? Schon klar, du bist natürlich in erster Linie ein Mensch. Aber wenn es um deine Schlafgewohnheiten geht: Stehst du dann lieber früh auf und gehst früh ins Bett? Oder bleibst du wach bis in die Puppen und kommst vor 13 Uhr nicht aus den Federn? Egal, zu welcher Gruppe du dich aktuell zählst, ist es sinnvoll, ab sofort früh in deinen Tag zu starten. Denn Studien haben herausgefunden, dass Frühstarter nicht nur unserem natürlichen Rhythmus folgen, sondern auch gesünder leben.

Wissenschaftlich erwiesen ist, dass Menschen, die vor 6 Uhr aufstehen, seltener an Depressionen erkranken. Die Rate liegt zwischen zwölf und 27 Prozent, um die das Risiko gemindert wird.[22] Lerchen sind außerdem glücklichere Menschen, weil sie in den frühen Morgenstunden die volle Kontrolle über ihren Start in den Tag haben und diesen bewusst und in Ruhe gestalten können. Selbst für den Beziehungsstatus ist frühes Aufstehen gut: Lerchen leben häufiger in Gesellschaft und sind öfter verheiratet als Langschläfer.[23] Umfragen in Amerika kamen zu dem Schluss, dass sie außerdem produktiver sind, mehr Geld verdienen und glücklicher mit ihrer Lebensqualität sind.[24]

Die besten Werte allerdings, das wollen wir dir nicht vorenthalten, wurden von Menschen erzielt, die bereits morgens um 4 Uhr aus dem Bett hüpfen. Nicht deine Zeit? Macht nichts! Auch um 6 Uhr erzielst du noch gute Ergebnisse. Spätestens um 7 Uhr aber solltest du die Bettdecke zurückschlagen.

Doch mindestens genauso wichtig wie das frühe Aufstehen ist das ausreichende Schlafen. Die amerikanische National Sleep

Foundation hat eine Tabelle aufgestellt, der zu entnehmen ist, wie viele Stunden ein Mensch je nach Alter schlafen sollte.[25] Drei Hauptgruppen lassen sich dabei identifizieren: Jugendliche zwischen 13 und 17 Jahren brauchen acht bis zehn Stunden Schlaf, Erwachsene bis 64 Jahre sieben bis neun. Für Senioren beträgt die optimale Schlafdauer sieben bis acht Stunden. Wer diese Empfehlungen konsequent missachtet, muss mit negativen Auswirkungen auf seine psychische und physische Gesundheit rechnen.

Menschen, die das frühe Aufstehen schon länger praktizieren, berichten von dem herrlichen Gefühl, den Morgen bewusst und nach eigenen Vorstellungen gestalten zu können. Wenn sie die gewonnene Zeit für sich nutzen, z. B. um schon mal eine Runde zu joggen oder zu meditieren, sind sie den restlichen Tag von dem Druck befreit, diese Me-Time noch irgendwo zwischen Arbeit, Haushalt und Sozialleben dazwischenzuquetschen. Niemand kann ihnen diese wertvolle Zeit mehr nehmen. Ganz zu schweigen von der Endorphinausschüttung, die – wenn sie sich für die Bewegung entschieden haben – stattgefunden hat. Ist es nicht sinnvoll, davon den ganzen Tag zu profitieren, anstatt die Glückshormone für den Abend aufzuheben, wenn du sowieso bald ins Bett gehst?

Drei Dinge, die du frühmorgens optimalerweise tust (gern auch alle hintereinander)

Wasser trinken, Schuhe anziehen und raus in die Natur gehen.
Yogamatte ausrollen und Yogaübungen machen.
Meditieren.
In einem guten Buch lesen.
Alles aufschreiben, worauf du dich an diesem Tag freust.

TIPP 32:

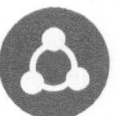

Halte deine Füße warm

Warme, weiche Kuschelsocken an den Füßen: Allein schon der Gedanke ist entspannend! Wenn wir warme Füße haben, fühlen wir uns gleich viel wohler und geborgener. Doch vor allem Frauen leiden, vornehmlich in der kalten Jahreszeit, immer wieder unter kalten Füßen. Der Grund dafür ist einfach: Der Muskelanteil im weiblichen Körper ist geringer als im männlichen. Und Muskeln verbrennen Energie, wodurch sie Wärme erzeugen. Der weibliche Körper heizt also weniger als der männliche. Dass die Füße und Hände immer gern als Erstes kalt werden, hat ebenfalls einen ganz einfachen Grund: Die meiste Wärme schickt der Körper dorthin, wo die lebenswichtigen Organe sitzen: in den Brust- und Bauchraum. Hände und Füße sind am weitesten von der Körpermitte entfernt und kühlen daher auch am schnellsten aus.

Und wenn eisige Zehen allein auch nicht krank machen, schwächen sie doch das Immunsystem kräftig und machen damit anfälliger für Erkältungen. Außerdem können kalte Füße dich am Einschlafen hindern und damit zu Übermüdung führen.[26]

Am besten achtest du in allen Lebenslagen darauf, warme Füße zu haben. Dazu brauchst du gar nicht viel zu beachten. Der einfachste Trick: Leg dir je ein Paar warme Socken in deine Handtasche, in deine Schreibtischschublade und neben das Bett. Sobald du kalte Füße bekommst, kannst du auf diese Weise wunderbar Abhilfe schaffen – auch wenn du z. B. irgendwo zu Besuch bist, an der Tür deine Schuhe ausziehst und dein Gastgeber einen eisigen Fliesenboden hat.

Sieben Ideen gegen kalte Füße

1. Warme Socken und die gute alte Wärmflasche oder ein Kirschkernkissen sind nach wie vor die Klassiker.

2. Mit den Zehen wackeln, Zehen einrollen, auf den Zehenspitzen gehen: Das alles regt die Durchblutung an.

3. Trinken ist auch für warme Füße gut. Denn wenn du zu wenig Flüssigkeit im Körper hast, kann das Blut nicht mehr richtig zirkulieren. Ingwertee wärmt zusätzlich.

4. Gewürze wie Zimt, Chili und Pfeffer heizen dir von innen ein.

5. Ein warmes Fußbad schafft schnell Abhilfe. Idealerweise gibst du als Zusatz Eukalyptus, Rosmarin, Arnika oder Rosskastanie dazu, das regt die Durchblutung an.

6. Nicht die Beine übereinanderschlagen, das hemmt den Blutfluss.

7. Schuheinlagen im Winter – zum Beispiel aus Schurwolle – wärmen von unten. Kalkuliere beim Schuhkauf ein, dass die Einlagen Platz wegnehmen.

TIPP 33:

Sag öfter mal Nein

»Jedes ›Nein‹ ist ein ›Ja‹ zu dir selbst.« Vielleicht hast du diesen Spruch auch schon mal auf einer Postkarte oder in einem Achtsamkeitsbuch gelesen und dich gefragt, was er bedeuten soll. Denn er klingt ja schon irgendwie ganz schön egoistisch und unhöflich. Doch die Message, die dahintersteckt, ist eine durchweg positive und noch dazu gesunde: Hör auf, deine eigenen Bedürfnisse zugunsten anderer zu ignorieren.

Denn wer sich nie widersetzt, kommt im Leben zu kurz, wie der Entwicklungspsychologe Jürg Frick von der Pädagogischen Hochschule Zürich festgestellt hat.[27] Anderen jeden Wunsch von den Lippen abzulesen und Konfrontationen stets zu vermeiden, macht krank. »Burn-out wegen selbst gewählter Überforderung« heißt dann die Diagnose. Wer als Kind gelernt hat, dass er brav sein soll und nur geliebt wird, wenn er tut, was man ihm sagt, wird sich mit dem Neinsagen schwerer tun als diejenigen, bei denen die Eltern ein »Nein, das möchte ich nicht« akzeptiert haben. Doch die Hoffnung, besonders beliebt zu sein, wenn die Antwort auf alle Fragen »Ja« lautet, ist eine trügerische: Jasager werden nicht um ihrer selbst willen geliebt, sondern weil sie praktisch sind. Außerdem sind sie besonders gefährdet, sich aufzureiben und sich für andere zu verausgaben.[28]

Die Wissenschaft ist dran, die Auswirkung von »Nein« auf deine psychische Gesundheit zu untersuchen. Das Thema lautet »Social Boundaries« und liefert eindeutige Ergebnisse: Je öfter du deine eigenen Bedürfnisse über die der anderen stellst und Grenzen ziehst, desto besser geht es deiner Gesundheit und deinem Wohlbefinden. Denn Nein-Sagen hat auch etwas mit Verantwortung-Übernehmen zu tun. Du allein bestimmst über deine Gedanken, Überzeugungen und Handlungen.

Mit einem kurzen Schnelltest kommst du dir selbst auf die Schliche. Kannst du zum Beispiel »Nein« sagen, wenn dich andere um etwas bitten, das du gar nicht willst? Kannst du »Nein« sagen, wenn du – zum wiederholten Mal – eine unangenehme Aufgabe für jemanden übernehmen sollst? Oder wenn sich jemand mal wieder Geld von dir leihen will, von dem du weißt, dass er es dir nicht wieder zurückzahlen wird? Oder wenn ein Verkäufer dich dazu überreden will, den roten Pulli zu kaufen, obwohl du die Farbe überhaupt nicht magst? Und wie sieht es aus, wenn deine Friseurin dir den letzten Schrei in Sachen Haartrends angedeihen lassen will, du aber einfach nur den Schnitt vom letzten Mal haben möchtest? Diese Fragen sind nur exemplarisch. Aber du verstehst, worauf wir hinauswollen: Bist du bereit, »Nein« zu sagen, wenn du einen inneren Widerstand spürst? Oder sagst du um des lieben Friedens willen »klar«, »kein Problem« und »mach ich gern«?

Du hast immer die Wahl, Ja oder Nein zu sagen. Weil es aber gar nicht so leicht ist, die eigenen Grenzen zu kommunizieren – vor allem dann, wenn du sie jahrelang ignoriert hast – und du natürlich nicht deine Liebsten vor den Kopf stoßen willst, hat die amerikanische Psychotherapeutin Diane Barth sechs Tipps aufgestellt, die dir dabei helfen, Grenzen zu ziehen und damit in ein gesünderes Leben zu starten.[29] Probier es mal aus, du wirst schnell merken, wie gut ein beherztes Nein zu etwas tun kann, wenn du ohnehin keine Lust darauf hast oder es dich schon seit Jahren nervt.

Trick 1:

Entscheide, was du für dich selbst nicht willst

Spür genau hin, was für dich in Ordnung ist und was deine Grenzen überschreitet. Die Telefonate mit deiner Schwiegermutter strengen dich an? Der Chef kippt alle Zusatzaufgaben immer bei dir ab? Dein Partner oder deine Partnerin bezieht dich nie in die Planung ein? Schreib zunächst alles auf, was dir ein schlechtes Gefühl bereitet.

Trick 2:

Kommuniziere deutlich

Jetzt, da du für dich klar siehst, was für dich in Ordnung ist und was nicht, kannst du anfangen, Grenzen zu ziehen und diese auch anderen mitzuteilen. Bleib dabei liebe- und respektvoll, aber bestimmt. Dein erklärtes Ziel: Du setzt Grenzen, um mental gesund zu bleiben.

Trick 3:

Bleib realistisch

Dein Gegenüber wird nicht innerhalb weniger Stunden eine 180-Grad-Wende hinlegen, nachdem du deine Grenzen gezogen hast. Schließlich lief es doch jahrelang anders! Aber sehr wohl sollte drin sein, dass sich die Situation langsam, aber stetig, verbessert.

Trick 4:
Bleib konsequent

Wenn du einmal Grenzen gezogen und kommuniziert hast, bleib dabei. Auch dann, wenn du nichts als Unverständnis dafür erntest. Es geht um dich und deine Verantwortung. Du bist nicht für die anderen und ihr Wohlergehen zuständig – so hart das auch klingen mag.

Trick 5:
Bleib respektvoll

Gut möglich, dass du jetzt, da dir klar geworden ist, wie sehr andere deine Grenzen immer wieder ignorieren, Wut empfindest. Bleib trotzdem respektvoll und kommuniziere deine Grenzen klar und deutlich.

Trick 6:
Stell deine Grenzen nicht infrage

Deine sozialen Grenzen sind extrem wichtig für deine mentale – damit zusammenhängend aber auch für deine körperliche – Gesundheit. Übernimm zu 100 Prozent die Verantwortung für dein Handeln. Du bist niemandem Rechenschaft schuldig außer dir selbst.

TIPP 34:

Fahr deinen Fettkonsum runter

Hast du dir auch schon mal eine Butterbrezel beim Bäcker gekauft und beim Reinbeißen das Gefühl gehabt, dass du mehr Butter als Brezel zwischen den Zähnen hast? Kein Wunder: Der Durchschnittsdeutsche nimmt täglich etwa 110 Gramm Fett zu sich. Laut Empfehlung der Deutschen Gesellschaft für Ernährung (DGE) sollte der Fettanteil aber maximal rund 30 Prozent der aufgenommenen Energiemenge betragen, also bei 2000 Kilokalorien pro Tag rund 600 Kilokalorien Fett. Das wären 60 Gramm. Eine andere Faustregel lautet: ein Gramm Fett je Kilogramm Körpergewicht, aber nicht mehr als 60 bis 80 Gramm.

Du brauchst diese Fette und solltest sie nicht ganz von deinem Speiseplan verbannen, schließlich handelt es sich um einen lebenswichtigen Nährstoff, den du unter anderem benötigst, um die fettlöslichen Vitamine A, D, E und K zu verwerten. Aber um den notwendigen Fettbedarf zu decken, reicht sogar weniger als die empfohlene Tagesdosis.[30] Vor allem solltest du versuchen, möglichst viele »gute Fette«, also ungesättigte Fettsäuren, zu dir zu nehmen. Gesättigte Fettsäuren (die vor allem in tierischen Lebensmitteln stecken) erhöhen den Cholesterinspiegel und damit auch die Gefahr von Diabetes und Herz-Kreislauf-Erkrankungen. Idealerweise nimmst du doppelt so viele ungesättigte wie gesättigte Fettsäuren zu dir. Ungesättigte Fettsäuren findest du in pflanzlichen Ölen, Nüssen und Avocados.

Tricks für ein fettarmes Leben

Fettarm kochen: Kippe nicht unendlich viel Öl in deine Pfannen! Besorge dir beschichtete Pfannen, dann reicht ganz wenig Öl aus, damit nichts anbrennt.

Fettarme Varianten: Im Supermarkt gibt es unendlich viele Varianten, um Fett einzusparen: Magerquark statt Doppelrahmstufe, Halbfettmargarine statt Butter, fettarmes Fleisch und Geflügel, Milch mit 1,5 statt 3,8 Prozent, fettarmen Käse … Wenn du versuchst, so viele Produkte wie möglich durch fettarme zu ersetzen, sparst du auf Dauer ganz schön was ein!

Fettränder abschneiden: Entferne Fettränder von Fleisch und Wurst.

Öl und Mayo reduzieren: Du isst gern Salat? Mach dir ein Dressing aus Joghurt und Essig/Zitronensaft und lass Öl und Mayonnaise weg.

Soßen: Nimm zur Hälfte Milch statt Sahne. Den Unterschied wirst du kaum schmecken. Oder probiere Soßen aus püriertem Gemüse aus. Dann gibt's den Vitaminkick gleich noch gratis obendrauf.

TIPP 35:

Kümmere dich um deine Faszien

Faszienrolle, Faszienball, Faszientraining: Diese drei Begriffe sind dir in den vergangenen Monaten bestimmt vermehrt begegnet. Dabei sind Faszien keine neu entdeckte Struktur im Körper. Bis vor wenigen Jahren zählte man sie aber einfach zum Bindegewebe. Das Neue ist, dass die Wissenschaft erst jetzt nach und nach herausfindet, was genau ihre Funktion im Körper ist und welch wichtige Rolle sie in unseren Bewegungsabläufen spielen.

Doch was ist eine Faszie eigentlich? Die internationale *Fascia Research Society* liefert eine anschauliche und gut verständliche Erklärung. Demnach ist die weiße, wenige Millimeter dicke Substanz eine Hülle, Schicht oder eine andere zerlegbare Ansammlung von Bindegewebe, die sich unter der Haut bildet. Sie befestigt Muskeln und andere innere Organe, schließt sie ein und trennt sie. Anders ausgedrückt geben Faszien dem Körper Halt, Stabilität und Schutz.

Doch sie können nur optimal arbeiten, wenn wir sie ausreichend beanspruchen. Wenn wir uns zu wenig oder zu abwechslungsarm bewegen und uns falsch ernähren, werden die Faszien unnachgiebiger und verkleben. Der Fachbegriff für dieses Verkürzen, Verfilzen, Verhärten oder Verklumpen lautet »Fibrosierung«. Weil kaum noch Flüssigkeit in den Zwischenzellraum vordringen kann, können dabei nicht nur die vorhandenen Faszien nicht mehr optimal arbeiten. Es können auch keine weiteren gebildet werden. Das Gewebe ist in der Folge nicht mehr flexibel genug, um unsere Bewegungen mitzumachen, was zu Verspannungen und Druckgefühlen führt. Und als

86

ob das nicht schon genug wäre, lagern sich auch noch Abfälle des Stoffwechsels in den Zwischenräumen ab, die langsam, aber sicher unseren Körper übersäuern. Eine Faszienmassage wirkt alldem entgegen.

Deswegen zielen entsprechende Übungen darauf ab, das Bindegewebe zu aktivieren. Doch grundsätzlich werden die Faszien bei jeder Bewegung mit einbezogen, auch beim Joggen, Radfahren, Langlaufen oder beim Krafttraining. Dr. Jan Wilke forscht am Institut für Sportwissenschaften der Goethe-Universität Frankfurt zum Thema Faszien und rät vor allem zu leicht federnden bis hin zu explosiv-dynamischen Bewegungen. Dazu gehören zum Beispiel Hüpfen, Springen und Schwingen, die den Faszien besonders guttun.[31] Doch auch das Training mit der bekannten Hartschaumrolle oder einem einfachen Tennisball kann das Bindegewebe positiv beeinflussen, hat er herausgefunden.

Vor allem für deinen Rücken kann das eine wahre Wohltat sein. Mithilfe eines Tennisballs oder einer Faszienrolle findest du die Punkte im Rücken, die besonders schmerzen, und löst dort die Verspannung. Leg dich dafür auf den Rücken und winkle deine Beine an. Schieb dir dann die Rolle oder den Ball unter den Po. Und von da an entscheidest du selbst, wie intensiv du deine Faszien im Rücken bearbeiten willst. Entweder legst du dich nur leicht auf Rolle oder Ball oder du erhöhst den Druck. Für mehr Intensität kannst du deine Beine vom Boden abheben. Such die Stellen, die unangenehm oder sogar schmerzhaft sind, und bleib dort mit Ball oder Rolle. In kleinen Bewegungen vor und zurück. Wichtig ist, dass du niemals direkt auf der Wirbelsäule arbeitest. Auch die Faszien in Po, Nacken, Armen und Beinen kannst du so lockern.

TIPP 36:

Nutze den Alpha-Zustand

Es gibt einen Zustand, der geradezu magisch ist: Es sind die Momente, in die du zwischen Schlafen und Wachen ganz automatisch kommst, von denen die meisten Menschen aber gar nicht wissen, dass es sie überhaupt gibt. Und dieser Zustand ist auch gar nichts Esoterisches, sondern etwas, was sich mit ganz klaren Fakten belegen lässt: Wenn du schläfst, schwingen deine Gehirnwellen in einem Frequenzbereich zwischen 1 und 4 Hz. Dann bist du im Delta-Zustand. Wenn du träumst oder in einer tiefen Meditation versunken bist, schwingt dein Gehirn auf 4 bis 8 Hz im Theta-Zustand. Wenn du im normalen Wachbewusstsein, dem Beta-Zustand, bist, sind es 13 Hz oder mehr. Zwischen dem Traum- und dem Wachzustand liegt eben jener Alpha-Zustand, das reine Bewusstsein, das bei 8 bis 13 Hz entsteht. Es handelt sich um einen erhöhten Wahrnehmungszustand, in dem das Gehirn ganzheitlich und vernetzt arbeitet, unbewusste und bewusste Gehirnfunktionen verbunden sind und du auf einen enormen Wissensspeicher zugreifen kannst. Du bist in höchstem Maße aufnahmebereit, konzentriert und fokussiert. In solchen Momenten hast du oft deine besten Ideen, eine Lösung für etwas, über das du dir schon ewig den Kopf zerbrochen hast, einen Geistesblitz. Immer wieder schaltet das Gehirn in solche Alpha-Zustände, auch manchmal einfach so, beim Joggen, Kochen oder bei der Gartenarbeit – wenn du entspannt bist. Du kannst aber einiges tun, um diesen Zustand bewusst zu erreichen. Ein paar dieser Möglichkeiten stellen wir dir in unserem Infokasten vor.[32]

Sechs Wege, den Alpha-Zustand herzustellen

Praktiziere Yoga Nidra. Wie das geht, erfährst du in Tipp 5.

Höre Musik und entspann dich dabei. Besonders geeignet sind erwiesenermaßen Georg Friedrich Händels »Largo« aus dem Konzert für Viola, Streicher und Basso continuo in G-Dur und Antonio Vivaldis »Winter« aus den »Vier Jahreszeiten« sowie: Johann Sebastian Bach: Arie zu den Goldberg-Variationen oder das Largo aus dem Konzert für Cembalo solo in F-Dur. Du kannst im Internet auch nach Alpha-Musik googeln.

Denk an deinen inneren Beobachter! Das ist der Teil deiner selbst, der, egal wie stressig und chaotisch eine Situation auch sein mag, ganz ruhig und gelassen bleibt, der nicht denkt, nicht urteilt und immer gleich bleibt. Er ist unsere Konstante, das, was uns ausmacht. Er ist einfach nur still und aufmerksam, ewig und unveränderlich. Beim Gedanken an ihn entschleunigst du automatisch, und dein Gehirn schaltet in den Alpha-Modus.

Übe ein Mantra oder ein Kunstwort: Mantras sind heilige Silben, Verse oder Worte, die dem altindischen Sanskrit entstammen. Das bekannteste Mantra ist das »Om«, du kannst es dir immer wieder sagen. Im Stillen oder, wenn du allein bist, auch lautstark. Es bedeutet: »Alles was ist, was war und was sein wird.« Sollten dir Mantras zu esoterisch sein, kannst du auch einfach ein Kunstwort erfinden und innerlich ständig wiederholen. Es muss keinen Sinn ergeben, nur zu dir passen sollte es.

Träume in den Tag und schaffe innere Bilder: Denk dich in eine Situation hinein, schalt das Kopfkino an, lass der Fantasie freien Lauf oder bring dich an deinen Lieblingsort. Ob es den nun wirklich gibt oder nicht, ist egal.

TIPP 37:

Miss deinen Blutzuckerspiegel

Du bist einmalig auf dieser Welt. So, wie du heute hier sitzt und dieses Buch liest, bist du ein Individuum. Kein anderer Körper sieht aus wie deiner. Keiner funktioniert wie deiner. Keiner braucht exakt dasselbe wie deiner. Das mag zunächst vielleicht banal klingen. Doch tatsächlich ist das eine elementare Erkenntnis, wenn es um gesunde Ernährung geht.

Denn deine Aufgabe ist es, herauszufinden, was deinen Körper optimal (er)nährt. Mit welchen Lebensmitteln kann er gut umgehen? Mit welchen weniger gut? Und welche solltest du völlig meiden, wenn du fit, gesund und leistungsfähig bleiben willst? Wenn du die Antworten auf diese drei Fragen gefunden hast, kannst du sie für den Rest deines Lebens anwenden.

Bei der Suche hilft dir ein Blutzuckermessgerät. Denn neuesten Erkenntnissen der Wissenschaft zufolge ist eine für dich und deinen Körper gesunde Ernährung diejenige, die deinen Blutzuckerspiegel weitgehend konstant hält. Darüber, was passiert, wenn dieser ständig Achterbahn fährt, hast du in etlichen anderen Gesundheitstipps in diesem Buch bereits gelesen. Doch in einem Satz zusammengefasst lässt sich sagen: Je konstanter dein Blutzuckerspiegel, desto besser laufen die Stoffwechselprozesse in deinem Körper. Die Empfehlung, dafür auf Kohlenhydrate weitgehend zu verzichten, greift leider zu kurz. Denn es gibt Menschen, die große Mengen an Pizza, Pasta und Brot essen können, ohne dass ihr Blutzuckerspiegel signifikant ansteigt. Und es gibt andere, bei denen der Konsum von Fett dazu führt, dass die Werte in beachtliche Höhen schießen und der Körper mit hoher Insulinausschüttung reagiert. Um herauszufinden, welche Regeln für dich gelten, beobachtest du über einen bestimmten Zeitraum deinen Blutzuckerspiegel und gewinnst dadurch Gewissheit. Am besten gehst du in die Apotheke und lässt dich beraten. Einige Hersteller geben ihre Blutzuckermessgeräte kostenlos heraus, weil die Teststreifen, die du zur Nutzung brauchst, so teuer sind. Egal, wofür du dich entscheidest, musst du deine Werte tracken, um Erkenntnisse daraus gewinnen zu können. Entweder führst du eine Liste von Hand oder nutzt eine App auf dem Smartphone.

Miss morgens nach dem Aufstehen und vor dem Frühstück den sogenannten Nüchternzucker. Dieser sollte zwischen 70 und 100 mg/dl Blut (Milligramm pro Deziliter) liegen. Wann immer du nun über den Tag verteilt isst, misst du eine und zwei Stunden danach. Das klingt nach viel Aufwand, geht tatsächlich aber ganz schnell und ist sehr aufschlussreich. Idealerweise wirst du durch die Messungen im Laufe der Zeit herausfinden, welche Lebensmittel deinen Blutzuckerspiegel nur langsam und mäßig ansteigen lassen – um maximal 30 mg/dl, ausgehend von deinem Nüchternwert.

Wie Blutzucker und Insulin zusammenhängen

Wenn wir vom Blutzucker sprechen, meinen wir damit denn Glukose-anteil im Blut. Wie viel Zucker dort in gelöster Form zirkuliert, hat einen Einfluss auf deinen Insulinspiegel. Die Glukose gelangt durch die Darmwand in dein Blut, wenn du Kohlenhydrate gegessen hast und diese im Dünndarm aufgespalten wurden. Das Hormon Insulin wird dann von der Bauchspeicheldrüse ausgeschüttet, um die Glukose aus deinem Blut deinen Zellen zur Verfügung zu stellen. Sie können daraus Energie gewinnen.

TIPP 38:

Sei aktiv beim Stehen

Warten. In der Schlange bei der Gepäckaufgabe am Flughafen. Am Bahnsteig. Vor Kindergarten und Schule. Beim Arzt. Im Stau. Vor dem PC, der gerade ein Update startet ... Durchschnittlich verbringt der Mensch rund fünf Jahre seiner Lebenszeit mit Warten. Vielleicht stört dich das dank deines Smartphones gar nicht, sofern du nicht schnell irgendwo hinmusst. Schließlich bietet der Computer im Taschenformat jede Menge Unterhaltung – sei es nun die nächste TV-Serie, ein Hörbuch, Mails oder die sozialen Medien. Gesund ist das nicht. Wegen des blauen Lichts, das vom Display ausgeht, und auch wegen der gebückten Haltung, die du einnimmst, wenn du ständig auf das Smartphone starrst. Doch du kannst die Zeit auch anders nutzen – vor allem, wenn du im Stehen wartest. Denn Stehen, sofern es sich um »aktives Stehen« handelt, ist gesund. Das solltest du ohnehin immer wieder mal tun – beim Telefonieren zum Beispiel – und damit langes Sitzen am Schreibtisch unterbrechen. Und wenn du ohnehin schon stehen und warten musst, kannst du die Gelegenheit gleich nutzen, um was für deine Gesundheit zu tun. Aktives Stehen fördert deinen Hautstoffwechsel, regt die Durchblutung an, fördert Verspannungen und Fehlstellungen durch zu langes Sitzen und reguliert deine Atmung und den Muskeltonus. Außerdem regt es dein Verdauungssystem und deinen Stoffwechsel an.

Du hast es dir sicher schon gedacht: Aktives Stehen bedeutet eben nicht, an Ort und Stelle zu stehen, als hättest du einen Besen verschluckt. Denn eine derart statische Belastung ermüdet die Muskeln, macht Rückenschmerzen und behindert den venösen Blutrückstrom von den Beinen zum Herz. Versuche, beim Stehen immer leicht in Bewegung zu bleiben und deine Position immer mal wieder zu ändern.

Variiere zwischen Parallelstand und Schrittstellung, kipp dein Becken immer wieder vor und zurück. Belaste mal das rechte und dann das linke Bein. Streck deinen Scheitel nach oben und schieb den Brustkorb nach vorn und nach hinten. Zieh das Kinn ein bisschen an und drück es nach unten. Zieh die Schultern nach hinten und unten, mach mit dem unteren Rücken leichte Kreise. Geh auf die Zehenspitzen. Schüttle deine Beine aus.

Ob du fünf Jahre deines Lebens auf dein Smartphone starrst oder fünf Jahre lang etwas für deine Gesundheit tust? Entscheide selbst, was besser klingt!

Extra-Inspiration

Arbeite zwischendurch auch mal im Stehen, indem du deinen Laptop auf eine etwas erhöhte Arbeitsplatte stellst. Du kannst dein vorderes Bein zur Entlastung auch auf einen kleinen Kasten setzen. Ideal sind etwa 20 Zentimeter Höhe.

TIPP 39:

Nutze ein Seitenschläferkissen

Die Wahrscheinlichkeit, dass du zu den Menschen gehörst, die auf der Seite schlafen, ist ziemlich groß. Denn mehr als 60 Prozent drehen sich nachts auf ihre rechte (38 Prozent) oder linke (30 Prozent) Seite.[33] Auch wenn wir uns 30- bis 80-mal pro Nacht drehen und wenden, landen die meisten von uns doch immer wieder in der Seitenlage – idealerweise links.

Denn amerikanische Schlafforscher haben herausgefunden, dass wir auf der linken Seite am besten schlafen.[34] Damit unterstützen wir unsere Verdauung und leiden weniger an Herzproblemen. Unsere Hauptschlagader ist nach links gebogen; das Blut kann besser durch den Körper gepumpt werden, wenn wir auf der linken Seite liegen. Eine andere Studie am Sleep Research Center der Loughborough University in Großbritannien kam außerdem zu dem Ergebnis, dass Menschen mit Magenverstimmungen mit dieser Position gut bedient sind, weil sie den Rückfluss der Magensäure aus der Speiseröhre begünstigt.

Wichtig ist bei der Seitenlage, dass unser Kopfkissen das Dreieck ausfüllt, das zwischen Schultern, Hals und Matratze entsteht. Sonst überstrecken wir unsere Halswirbelsäule oder knicken sie ab. Auch der Rest unseres Rückens kann auf Dauer unter dieser Schlafposition leiden. Wenn du von den gesundheitlichen Vorteilen der Seitenschläferposition profitieren willst und die Nachteile umgehen willst, besorgst du dir am besten ein gutes Kopfkissen, das sich optimal anpasst, und ein sogenanntes Seitenschläferkissen.

Dabei handelt es sich um ein Kissen, das wesentlich länger,

schmaler und fester ist als ein normales Kopfkissen. Es ist zwischen 1,20 Meter und 2 Meter lang, aber nur 25 bis 40 Zentimeter breit. Es gibt aber auch sogenannte U-Modelle, die – wie der Name schon sagt – ein U bilden, sodass du auf beiden Seiten von dir ein langes Kissen hast. Welche Länge und welche Form für dich ideal ist, findest du am besten durch Ausprobieren heraus. Die Suche lohnt sich. Denn das richtige Seitenschläferkissen unterstützt deinen Körper optimal in der Seitenlage, wodurch sich deine Muskeln nachts entspannen können und deine Wirbelsäule in einer Linie bleibt. Weil sie sich nachts nicht verdreht, werden Nacken, Schultern, Becken und Hüfte entlastet. So verhinderst du lästige Schmerzen am Morgen.

Wie aber schläfst du am besten mit einem Seitenschläferkissen? Du bringst dich in deine seitliche – wie wir jetzt wissen, am besten linke – Schlafposition und legst das Kissen eng vor dich. Dann kannst du entweder dein rechtes Bein darauf ablegen oder aber du klemmst es dir zwischen die Beine, so, wie es sich für dich angenehm anfühlt.

Fakten zum Schlaf

Du wachst jede Nacht im Durchschnitt 25-mal auf. Weil die Wachphasen so kurz sind, erinnerst du dich nicht daran.

Nur etwa ein Prozent der Menschen sind Kurzschläfer, die mit weniger als sechs Stunden Schlaf pro Nacht auskommen. Alle anderen brauchen mehr, um sich fit und erholt zu fühlen.

Du träumst jede Nacht vier- bis sechsmal. Allerdings vergisst du fast alles wieder bis zum Morgen.

TIPP 40:

Unterschreib einen Vertrag mit dir selbst

Du bist pflichtbewusst? Man kann sich auf dich verlassen? Du stehst zu deinem Wort? Du willst, dass es allen gut geht, und kümmerst dich gern um das Wohlbefinden anderer? Super! Aber gilt all das auch für dich selbst? Oder kommt für dich immer alles andere zuerst – und dann erst du?

In diesem Fall solltest du einen Vertrag mit dir selbst machen, in dem du dich verpflichtest, mehr auf dich zu achten und deine eigenen Interessen genauso ernst zu nehmen wie die der anderen. Diese Selbstverpflichtung, auch Commitment genannt, ist nicht nur für selbstlose Menschen gut, sondern auch für solche, die es schwer haben, den inneren Schweinehund zu überwinden, und sich zum Beispiel gern mal vor dem Work-out drücken. Oder die dem verlockenden Anblick des Kühlschranks doch immer wieder erliegen.

Schreib auf, was du erreichen möchtest! Das führt zu einer höheren inneren Motivation und einer besseren Leistung. Wichtig ist allerdings, dass du wirklich willst, wozu du dich hier verpflichtest, und es zum festen Bestandteil deines Lebens machst. Es mag wie eine Lappalie klingen. Aber Studien belegen, dass du mit einer solchen Selbstverpflichtung deine Ziele motivierter anpackst und deine Leistung steigerst – egal, ob es um gesündere Ernährung, das Abnehmen von ein paar Kilo oder eine effektivere Arbeitsweise geht. Du übernimmst die Verantwortung für deine Entscheidung und die damit verbundenen Konsequenzen. Vielleicht vereinbarst du sogar »Arbeitszeiten« – oder nenn es »Verabredungen mit dir selbst« –, die unbedingt und unter allen Umständen eingehalten werden müssen! Der Vertrag mit dir selbst ist verbindlich und darf nicht gebrochen werden![35]

Was im Vertrag mit dir selbst stehen sollte

Ziele: Halte dein Ziel und deine Teilziele sowie die Zeiträume fest, in denen du sie erreichen willst.

Belohnungen: Setze für Ziel und Teilziele Belohnungen aus. Das kann ein Wellness-Wochenende sein, eine Shopping-Tour oder die Handtasche, mit der du schon so lange liebäugelst.

Sanktionen: Auch Strafen, die auf dich zukommen, wenn du den Vertrag brichst, sollten schriftlich fixiert werden. Die dürfen ruhig richtig wehtun.

Kontrolleur: Wenn du fürchtest, du könntest mogeln oder sang- und klanglos aus dem Vertrag aussteigen (es merkt ja keiner außer dir): Such dir jemanden, der regelmäßig überprüft, ob du den Vertrag noch einhältst.

Aussehen: Schreib die Vereinbarung nicht einfach auf einen Zettel, sondern gestalte einen richtig förmlichen Vertrag, wie du ihn beispielsweise auch bei der Unterzeichnung deines Mietvertrags abgeschlossen hast. Samt Fristen, Datum, Ort und Unterschrift.

Sichtbarkeit: Lass den Vertrag nicht in der Schublade verschwinden, sondern platziere ihn an einem Ort, an dem du immer wieder draufschauen musst und dadurch an dein Ziel erinnert wirst.

TIPP 41:

Ernähre dich mediterran

Seit Jahrzehnten streiten sich Wissenschaftler darüber, wie die ideale Ernährung für uns Menschen aussieht. Doch während sie lange versucht haben, die eine Ernährungsform zu finden, die für alle passt, wurde inzwischen ein Paradigmenwechsel eingeläutet, der berücksichtigt, dass wir alle Individuen sind. Kein Mensch gleicht dem anderen. Wie sollte es dann möglich sein, dass eine Ernährung auf alle passt? Inzwischen ist vielmehr klar, dass jeder Körper anders auf dieselben Lebensmittel reagiert. Und während der eine unbedingt seine Kohlenhydrate in Schach halten sollte, ist es beim anderen das Fett, das nicht aus dem Ruder laufen darf. Dennoch gibt es ein paar Empfehlungen, deren Berücksichtigung den meisten Menschen in unseren Breitengraden guttut. Meistens werden sie unter dem Begriff »mediterrane Ernährung« zusammengefasst. So, wie sich die Menschen im Mittelmeerraum seit jeher ernähren, so können auch wir essen, wenn wir lange fit und gesund bleiben wollen.

Wenn du jetzt an die fetttriefende Pizza, die große Portion Pasta mit Schinken-Sahne-Sauce und das große Eis mit Sahne aus deinem letzten Italienurlaub denkst, lass uns an dieser Stelle kurz darüber sprechen, was mediterrane Ernährung wirklich ist. Denn die Mittelmeerküche, von der wir hier sprechen, besteht hauptsächlich aus unverarbeiteten, saisonalen und regionalen Obst- und Gemüsesorten. Sie werden ergänzt mit diversen Nüssen und Hülsenfrüchten. Gesunde Fette liefern Olivenöle und Fisch. Zucker, rotes Fleisch und gesättigte Fettsäuren kommen in der ursprünglichen mediterranen Küche so gut wie nicht vor. Das hat vielerlei Vorteile für deine Gesundheit.

Denn diese Form der Ernährung versorgt deinen Körper nicht nur ausreichend mit sekundären Pflanzenstoffen, Vitaminen, Spurenelementen und Ballaststoffen. Sie trägt auch Sorge dafür, dass es bestens um deine Darmflora bestellt ist, weil sie gesunde Bakterien in ihrer Arbeit unterstützt und den ungesunden den Garaus macht. Das wurde inzwischen bereits mehrfach untersucht, unter anderem in der internationalen Fünf-Länder-Studie, für die die Mikrobiome von mehr als 600 Menschen aus verschiedenen europäischen Ländern untersucht wurden. Die Studienteilnehmer, die sich ein Jahr lang mediterran ernährt hatten, konnten mit einer optimalen Darmflora aufwarten und hatten obendrein eine große Anzahl von Bakterien vorzuweisen, die für die Produktion von nützlichen kurzkettigen Fettsäuren zuständig sind. Ein Effekt davon war, dass diese Menschen langsamer alterten.[36]

Darüber hinaus sorgen unter anderem die gesunden Fette, die hohe Nährstoffdichte und die vielen sekundären Pflanzenstoffe dafür, dass Blutzuckerspiegel und Blutdruck stabil bleiben, das Risiko für Diabetes, Schlaganfall sowie Gefäßerkrankungen gemindert und das Leben verlängert wird.

Lebensmittel der Mittelmeerküche auf einen Blick

- Regionales und saisonales Gemüse und Obst, gern in Bio-Qualität
- Kartoffeln, Vollkornprodukte, Reis
- Kaltgepresstes, natives Olivenöl
- Fisch, Meeresfrüchte, mageres Geflügel
- Nüsse und Kerne
- Hülsenfrüchte, darunter Linsen, Bohnen und Kichererbsen
- Eier und fettarme Milchprodukte
- Viele Kräuter, Zwiebeln und Knoblauch
- Rotwein in Maßen

TIPP 42:

Übe den Sonnengruß

Ob du nun regelmäßig Yoga praktizierst oder nicht: Von Surya Namaskar, dem Sonnengruß, hast du bestimmt schon mal gehört. Er besteht aus einer festen Abfolge von Yogaübungen, Asanas genannt, die zu einem fließenden Bewegungsablauf verbunden werden. Die kontrollierte Atmung spielt dabei eine große Rolle.

Ein Sonnengruß dauert nicht lange. Fünf bis zehn Minuten am Morgen – am besten direkt nach dem Aufstehen – genügen, um deinen Kreislauf anzuregen und den Körper einmal durchzubewegen. Denn die Übungen sind so aufeinander abgestimmt, dass du alle wichtigen Hauptmuskelgruppen trainierst. Außerdem dehnst und stärkst du deinen Rücken, mobilisierst deine Wirbelsäule, aktivierst Stoffwechsel und Lymphfluss und stärkst dein Herz-Kreislauf-System.

Die Übung

1. Du stehst aufrecht und mit geschlossenen Füßen vorn auf deiner Matte. Deine Handflächen sind vor dem Herz aneinandergelegt. Atme tief ein und wieder aus.
2. Mit einer tiefen Einatmung hebst du deine Arme über den Kopf und legst deine Handflächen dort aneinander. Hebe den Blick zu deinen Händen und biege den Rücken leicht nach hinten durch. Dabei spannst du die Po-Muskulatur leicht an.
3. Du atmest aus und beugst dich weit nach vorn, sodass du mit

den Handflächen oder Fingerspitzen den Boden berührst. Beuge dafür leicht deine Knie und spann den Bauch etwas an.

4. Atme ein und mach mit dem rechten Fuß einen weiten Schritt zurück. Mit deinen Händen stützt du dich seitlich vom linken Fuß ab. Zieh mit den Schultern nach hinten und hebe den Brustkorb leicht an.

5. Mit der nächsten Ausatmung schwingst du auch deinen linken Fuß nach hinten, sodass deine Füße hüftbreit auseinanderstehen, und schiebst dich mit der Hüfte nach hinten und oben. Halte die Arme gestreckt und mach deinen Rücken ganz lang.

6. Atme ein und verlagere dein Gewicht wieder nach vorn. Senke die Hüfte ab und schieb deine Schultern über deine Hände. Deine Arme bleiben gestreckt.

7. Senke mit der Ausatmung deinen Körper Richtung Boden; die Ellbogen sind im rechten Winkel gebeugt. Halte die Arme dicht am Körper und den Nacken lang.

8. Atme ein, streck deine Arme durch und heb deinen Oberkörper nach hinten und oben. Die Beine sind gestreckt, Po und Rumpf angespannt, die Schultern ziehen nach hinten.

9. Atme aus, schieb die Hüfte nun wieder hoch und zurück in die dir schon bekannte Haltung des herabschauenden Hundes.

10. Beim Einatmen schwingst du den rechten Fuß wieder nach vorn zwischen deine Hände.

11. Atme aus und komm zurück in die Vorbeuge.

12. Mit einer tiefen Einatmung hebst du deine Arme wieder weit über den Kopf und legst deine Handflächen aneinander. Heb den Blick zu deinen Händen und bieg den Rücken leicht durch. Spanne die Pomuskulatur leicht an.

13. Führe deine gefalteten Hände mit der nächsten Ausatmung nach unten in die Höhe deines Herzens.

14. Führe den Übungsablauf noch einmal mit der anderen Seite aus.

TIPP 43:

Nutze Microhabits für dich

Einmal pro Woche zwei Stunden joggen, dreimal pro Woche eine Stunde Yoga üben und fünfmal pro Woche meditieren: Es kann ganz schön zeitintensiv und überfordernd sein, etwas für seine Gesundheit zu tun. Aber dieses Buch würde nicht *Die 100 schnellsten Gesundheitstipps der Welt* heißen, wenn es dir raten würde, ein solches Programm durchzuziehen. Denn mal unter uns: Die Chancen, dass du es die kommenden Monate durchziehst, tendieren gegen null. Außerdem wissen wir dank aktueller Forschungsergebnisse, dass es auf die kleinen Dinge ankommt, wenn es darum geht, einen großen Unterschied zu bewirken. »Microhabits« lautet das Zauberwort.

Bei diesen Minigewohnheiten geht es darum, nicht gleich auf das große Ganze zu zielen – den Marathon, den Yoga-Kopfstand oder die vegane Ernährung –, sondern erst einmal mit kleinen Schritten in die richtige Richtung loszugehen. So kannst du verhindern, was vielen zum Beispiel mit ihren lobenswerten Neujahrsvorsätzen passiert: dass nur 30 Prozent von ihnen überhaupt eine realistische Chance haben, dauerhaft umgesetzt zu werden.[37] Je kleiner die Gewohnheit ist, die du in dein Leben integrieren willst, desto schneller und nachhaltiger wirst du damit Erfolg haben. Denn der so wichtige erste Schritt in Richtung Ziel wird dir kinderleicht fallen und auch der zweite und der dritte. Forscher sagen: Je leichter eine Handlung ist, desto größer die Chance, dass wir sie noch einmal tun und damit weitermachen.

Microhabits, die sich im Hinblick auf gesunde Ernährung bewährt haben, sind zum Beispiel ein fleischfreier Tag in der

Woche oder das Ersetzen von einem Glas Apfelschorle durch ein Glas Wasser. Im Hinblick auf Bewegung kann ein Microhabit sein, dass du dir an zwei Tagen in der Woche nach dem Aufstehen zwei Minuten Zeit nimmst, um Tipp 45 umzusetzen und die Plank zu üben. In Sachen Stressmanagement kannst du damit loslegen, fünfmal am Tag das bewusste Ein- und Ausatmen zu üben und dich bei dieser Gelegenheit jedes Mal kurz zu fragen, wie es dir eigentlich gerade geht.

Wenn das für dich machbar klingt und du in die Umsetzung kommst, kannst du ja nach und nach eins draufsetzen. Wichtig ist nur, dass du auch hier das Prinzip der kleinen Schritte beibehältst. So wirst du dich langsam, aber sicher deinem Ziel nähern. Und niemand – auch dein innerer Schweinehund nicht – wird dich aufhalten können.

So etablierst du Microhabits

Leg dein großes Ziel fest: Dann unterteile es in kleine Schritte. Was davon fällt dir besonders leicht? Fang damit an!

Such dir Wenn-dann-Verknüpfungen: Immer, wenn du morgens aufstehst, trinkst du erst mal ein großes Glas Wasser. Immer, wenn du dich ins Bett legst, machst du eine Dankbarkeitsübung. Und so weiter.

Bleib dran: Damit aus Minigewohnheiten wirklich Gewohnheiten werden, musst du konsequent sein und dranbleiben.

Belohne dich: Um deine Motivation hochzuhalten, solltest du dich belohnen, wenn du ein Zwischenziel erreicht hast oder einen Microhabit erfolgreich in dein Leben integriert hast.

TIPP 44:

Halte dich warm

Bestimmt hat dir auch schon mal jemand geraten, dich warm anzuziehen, damit du nicht krank wirst. Und in der Tat ist das ein guter Rat: Zwar ist erwiesen, dass es keinen direkten Zusammenhang zwischen Krankheiten und Frieren gibt – schließlich werden Erkältungen durch Viren ausgelöst. Das heißt aber nicht, dass Frieren Erkältungen nicht doch zumindest unterstützen kann: Kälte belastet das Immunsystem. Wenn die Körpertemperatur zu gering ist, ziehen sich die Gefäße zusammen, um die Wärme zu speichern. Damit ist zwar dafür gesorgt, dass deine lebenswichtigen Organe nicht noch weiter auskühlen, aber deine Muskeln werden steif, die Kommunikation zwischen Organen und Zellen wird schlechter, die Durchblutung lässt nach. Dadurch gelangen weniger Abwehrzellen in deine Schleimhäute, und Viren können leichter die Oberhand gewinnen, als das bei der Normaltemperatur von etwa 37 °C der Fall wäre. Frieren ist also nicht die Ursache für eine Erkältung, kann sie aber durchaus bedingen. Sinkt deine Temperatur unter 30 °C, wird es sogar lebensgefährlich.

Wenn du zu Hause bist, kannst du leicht Abhilfe schaffen. Schließlich musst du nur etwas Wärmeres anziehen. Unterwegs ist das nicht ganz so leicht. Pack dir deshalb immer einen warmen Schal, einen Pulli oder eine Jacke ein – idealerweise auch im Sommer, denn hier sind zu stark klimatisierte Räume oft das Problem. Auch wenn Kälte allein nicht zur Erkältung führt, der Wohlfühleffekt ist garantiert: Mit einer angenehmen Körpertemperatur fühlen wir uns einfach besser.[38]

Pasteur und das tote Huhn

Schon seit der Antike beschäftigten sich
Forscher mit dem Zusammenhang zwischen
Kälte und Erkältung und führten dabei auch
allerhand abenteuerliche Experimente durch. Selbst
der berühmte Louis Pasteur war überzeugt, dass Kälte
krank macht. Er machte 1878 Versuche mit einem Huhn,
indem er ihm Milzbrandbakterien verabreichte, gegen die
Hühner eigentlich immun sind, und es anschließend in
eisiges Wasser setzte. Als das Tier nach dem Bad sein
Leben aushauchte, hielt er seine Vermutung für
bestätigt: Kälte schwächt das Immunsystem.

TIPP 45:

Trainiere wie die Astronauten

Mal angenommen, du müsstest nur zwei Minuten am Tag investieren, um ein effektives Ganzkörpertraining zu absolvieren: Wärst du bereit, diese schnellste aller Kraftübungen durchzuziehen? Ja? Prima, dann möchten wir dir heute das 8-Level-Core-Training vorstellen. Dabei handelt es sich um einen modifizierten Unterarmstütz, der es in sich hat. Astronauten in Kanada nutzen ihn sowohl, um sich auf ihre Mission im All vorzubereiten, als auch, um dann auf ihrer Reise die Muskulatur zu stärken. Keine Sorge: An ihr Fitnesslevel tastest du dich Schritt für Schritt heran!

Wärme dich zunächst ein bisschen auf, indem du die Arme schwingst, die Hüften kreist und einige Minuten auf der Stelle trabst. Ideal ist auch, wenn du vor der Übung joggen oder Nordic walken warst und Muskulatur und Gelenke auf die Beanspruchung vorbereitet sind. Starte mit einer einfachen Plank: Geh in den Unterarmstütz und platziere die Ellbogen unter deinen Schultern. Die Füße stehen etwas mehr als hüftbreit, dein Becken ist parallel zum Boden. Halte die Spannung im Bauch. Mach gleich mal den Test: Wie lange kannst du sie halten, ohne dass du absetzen musst? Schaffst du zwei Minuten? Großartig! Dann kannst du direkt mit der 8-Level-Core-Übung einsteigen. Wenn du noch keine zwei Minuten schaffst, trainiere die kommenden Tage und Wochen darauf hin.

Sobald du so weit bist, geht es einen Schritt weiter: Halte die Plank 15 Sekunden. Strecke dann für 15 Sekunden den rechten Arm parallel zum Boden nach vorn aus. Wechsle dann für 15 Sekunden auf die andere Seite. Sobald dir diese beiden

Schritte gelingen, setzt du noch eins drauf: Im Anschluss hebst du das rechte Bein für 15 Sekunden vom Boden ab, dann das linke. Und wenn du richtig fit bist, fügst du dann die Positionen 6 und 7 an: Du hebst das rechte Bein und den linken Arm gleichzeitig für 15 Sekunden an, dann tauschst du die Seiten ebenfalls für 15 Sekunden. Und am Ende hältst du noch mal 15 Sekunden den regulären Unterarmstütz.

Das sind zwei Minuten deiner täglichen Zeit, die maximalen Erfolg bei minimalem Aufwand gewährleisten. Denn du trainierst dabei alle wichtigen Muskeln. Die wiederum verbrennen Fett auch dann, wenn du auf der Couch sitzt, und halten dich schlank und rank. Und das wiederum ist gesund.

Eines sei an dieser Stelle aber unbedingt angemerkt: Das 8-Level-Core-Training hat es in sich. Es gehört zu den anstrengendsten Übungen, die wir Freizeitsportler absolvieren können. Wundere dich also bitte nicht, wenn es mit den zwei Minuten und den unterschiedlichen Positionen nicht gleich klappt. Allein schon die Plank für diesen Zeitraum zu halten ist ein Erfolg, auf dem sich dann aufbauen lässt.

Alternativ kannst du auch den Bear Crawl üben. Dabei »läufst« du wie ein Bär auf allen vieren. Du gehst in den Vierfüßlerstand, hebst die Knie leicht an und stützt dich dann nur auf deine Ballen und Hände. Aus dieser Position »gehst« du wie ein Bär nach vorn, rechter Arm und linkes Bein bzw. linker Arm und rechtes Bein bewegen sich dabei gleichzeitig.

TIPP 46:

Lächle dich selbst an

Spieglein, Spieglein an der Wand, wer ist die Schönste im ganzen Land? Die Antwort, die der Spiegel Schneewittchens böser Stiefmutter gibt, ist für sie bekanntermaßen nicht ganz so befriedigend. Allerdings nur, weil sie in den Spiegel blickt, um sich zu überzeugen, dass sie schöner ist als ihre ungeliebte Stieftochter. Hätte sie sich stattdessen einfach mal zugelächelt, dann hätte sie vermutlich eine weitaus befriedigendere Antwort bekommen: Ihr Spiegelbild hätte zurückgelächelt. Und das hätte ihr Selbstbewusstsein derart gestärkt, dass es ihr völlig schnurz gewesen wäre, ob Schneewittchen hinter den sieben Bergen bei den sieben Zwergen tausendmal schöner ist als sie.

Denn Lächeln vor dem Spiegel stärkt das Selbstbewusstsein und setzt etwas in Gang, das »Embodiment« genannt wird: Die Wissenschaft geht davon aus, dass sämtliche Erlebnisse und Erfahrungen nicht nur im Gehirn, sondern auch im gesamten Körper gespeichert werden. »Somatische Marker« ist der Fachbegriff hierfür, und dazu gehören auch Emotionen, die mit bestimmten Haltungen verbunden sind. Schon der britische Naturforscher Charles Darwin legte die Grundlage für das, was der Sozialpsychologe Fritz Strack 1988 durch ein Experiment bewiesen hat: die Facial-Feedback-Hypothese. Diese geht davon aus, dass die Emotionen eines Menschen durch seinen Gesichtsausdruck beeinflusst werden und dass Gefühle von Gesichtsmuskelbewegungen eingeleitet werden. Durch deine Körperhaltung und deine Mimik kannst du deine Stimmungslage also gezielt beeinflussen und dich sozusagen selbst auf gute Laune programmieren. Und das nicht nur, wenn du in den Spiegel schaust, sondern ganz generell.

Gilt umgekehrt übrigens genauso. Hängende Mundwinkel senden das Signal: schlechte Stimmung! Ist ja auch naheliegend. Wenn du jemandem begegnest, der lächelt und einen aufrechten Gang hat, gehst du nicht davon aus, dass es ihm schlecht geht. Umgekehrt würdest du bei einer Begegnung mit einem Menschen mit nach unten gezogenen Mundwinkeln und zusammengesunkener Haltung auch nicht denken, dass er super drauf ist. Und genau das spiegelt dir auch dein Spiegelbild. Deshalb macht es so einen riesigen Unterschied, ob du dir im Vorbeigehen einfach mal ein Lächeln schenkst oder dir einen genervten Blick sendest, weil du heute schlecht drauf bist.

Wahrscheinlich schenkte sich Schneewittchens Stiefmutter beim Gedanken an ihre schöne Stieftochter, zerfressen von Neid und Hass, auch nicht gerade ein strahlendes Lächeln. Fataler Fehler, wie wir jetzt wissen.

TIPP 47:

Iss ausreichend Eiweiß

Wenn du beim Essen ganz unkompliziert etwas für deine Gesundheit tun möchtest, achtest du ab sofort darauf, dass du ausreichend Eiweiß zu dir nimmst. Das bedeutet nicht, dass fortan zu Frühstück, Mittagessen und Abendbrot Rührei, Spiegelei & Co. auf dem Speiseplan stehen müssen. Es gibt viele andere Möglichkeiten, Eiweiß zu dir zu nehmen. Doch lass uns zunächst mal die Frage klären, warum es sich für dich überhaupt lohnt, ein Auge auf deine Proteinaufnahme zu haben.

Eiweiß ist neben Kohlenhydraten und Fetten einer der drei Makronährstoffe, die wir in großen Mengen zu uns nehmen müssen, um gesund und leistungsstark zu bleiben. Deshalb auch ihr Name (anders als bei den Mikronährstoffen, die zwar auch überlebenswichtig sind, die wir aber nur in kleinen Dosen brauchen). Dein Körper braucht Eiweiß an allen Ecken und Enden. Dass es am Aufbau von Muskeln beteiligt ist, ist inzwischen weitläufig bekannt. Es stellt aber auch Energie bereit, hilft beim Aufbau von Zellen und Geweben, transportiert Substanzen im Körper oder beschleunigt in Form von Enzymen chemische Reaktionen. Zudem arbeitet unser Immunsystem bei guter Eiweißversorgung besser, weil Proteine als Abwehrstoffe fungieren. Und das ist längst noch nicht alles.

Jetzt, da du weißt, wie wichtig Protein für dich ist, stellt sich die Frage, wie viel du davon brauchst und wie du deinen Bedarf am besten deckst. Die Deutsche Gesellschaft für Ernährung (DGE) empfiehlt Erwachsenen bis 65 Jahre, 0,8 Gramm Eiweiß pro Kilogramm Körpergewicht über den Tag verteilt zu sich zu nehmen. Wenn du also 60 Kilo wiegst, sind das 48 Gramm Protein am Tag. Da sprechen wir allerdings von einer Untergrenze. Wenn du viel Sport machst, einen herausfordernden Alltag hast oder älter als 65 Jahre bist, kann es sinnvoll sein, die Eiweißaufnahme auf ein Gramm oder gar 1,5 Gramm pro Kilogramm Körpergewicht zu erhöhen.

Für das Protein kommen vielerlei Quellen infrage: Harzer Käse und Serranoschinken gehören zu den Spitzenreitern bei tierischen Eiweißen, gefolgt von Rindfleisch und Geflügel, Lachs, Meeresfrüchten, Ei, Quark und Hüttenkäse. Beim Getreide und Pseudogetreide lohnen sich Amaranth, Quinoa, Haferflocken, Buchweizen und Hirse. Lupinen- und Sojaprodukte, Bohnen, Kichererbsen, Linsen und Erbsen sind Hülsenfrüchte mit hohem Eiweißgehalt. Bei Nüssen und Samen bist du mit Mandeln, Leinsamen, Hanfsamen, Chia und Cashew gut bedient. Und falls dir das jetzt alles irgendwie bekannt vorkommt, dann hast du vermutlich schon Tipp 41 gelesen, bei dem es um die mediterrane Ernährung geht. Diese berücksichtigt nämlich die Regeln einer eiweißreichen Nahrungszufuhr.

Eiweißwertigkeit erhöhen

Durch die richtige Kombination von Lebensmitteln kannst du dafür sorgen, dass dein Körper noch besser auf das enthaltene Eiweiß zugreifen und es optimal in körpereigenes Protein umwandeln kann. Im Fachjargon sagt man, du erhöhst die »Bioverfügbarkeit« oder die »Eiweißwertigkeit«. Dabei geht es darum, verschiedene Muster an Aminosäuren zusammenzubringen, sodass sie sich gegenseitig ergänzen und Defizite ausgleichen können. Dafür hast du mehrere Möglichkeiten: Iss Kartoffeln zusammen mit Ei, kombiniere Fleisch mit Vollkornreis, iss Getreide zusammen mit Milch. Bohnen und Mais sind eine gute Kombi, Soja und Kartoffeln auch.

TIPP 48:

Lass dich einfach mal hängen

Bestimmt kennst du das auch: Dein Nacken ist total verspannt, deine Schulter hart wie Stein. Ach, eigentlich tut mal wieder der ganze Rücken weh. Damit bist du nicht allein: Rückenschmerzen sind Deutschlands Volkskrankheit Nummer 1. Studien zufolge sind rund 85 Prozent der Deutschen im Laufe ihres Lebens von Rückenschmerzen betroffen, und etwa jeder vierte geht deswegen jährlich zum Arzt.[39] Kein Wunder, wir muten unserem Rücken auch einiges zu: Wir schleppen Kleinkinder durch die Gegend oder Sprudelkisten in den Keller und sitzen viel zu lange und viel zu oft vor dem Computer, was den Rücken auch nicht unbedingt erfreut. Mangelnde Bewegung und Übergewicht spielen ebenfalls eine Rolle. Die gute Nachricht ist: Du kannst ganz einfach etwas dagegen tun. Und dabei auch noch abhängen. Im wahrsten Sinne des Wortes.

Denn kaum etwas entlastet den Rücken mehr, als wenn du dich einfach mal irgendwo dranhängst. Klingt komisch? Ist es aber gar nicht. Deine Bandscheiben werden es dir danken, dein gesamter Rückenbereich wird entspannt, und es geht auch ganz einfach.

Bleib ruhig so lange hängen, wie du kannst. Während du baumelst, werden deine Bandscheiben entlastet und die Sehnen und Muskeln im Schultern- und Brustbereich gedehnt. Dein ganzer Rücken kann also aufatmen, während du einfach so abhängst.

Orte zum Abhängen –
ein paar Ideen

Wenn du in einem Fachwerkhaus wohnst,
greif einfach mit den Händen um einen Balken,
zum Beispiel während du wartest, dass dein Teewasser
kocht, und lass dich baumeln.

Türrahmen eignen sich meist nicht, da sie zu weit
in die Wand eingelassen sind, als dass du mit den Händen
einen guten Halt bekommen könntest. Aber es gibt
Klimmzugstangen, die du in den Rahmen klemmen
oder schrauben kannst.

Such dir einen schönen Baum und hänge dich
an einen dicken Ast.

Hänge dich auf dem Spielplatz an eine
Stange, während die Kleinen um
dich herumtoben.

TIPP 49:

Trainiere im Tabata-Stil

Für stundenlange Fitnesskurse hast du keine Zeit und auf Krafttraining keine Lust? Dann könnte Tabata die ideale Trainingsform für dich sein, um deine Muskulatur zu stärken, deine Ausdauer zu verbessern und fitter sowie gesünder zu werden.

Tabata ist benannt nach seinem Erfinder, dem japanischen Sportwissenschaftler Izumi Tabata. Er kam auf die Idee, dass kurze und intensive Intervall-Einheiten das Herz-Kreislauf-System trainieren, die Ausdauerleistung verbessern und beim Schlankbleiben oder -werden helfen.[40] Das Prinzip ist ganz einfach: Du trainierst 20 Sekunden, dann machst du 10 Sekunden Pause, dann trainierst du wieder 20 Sekunden. Und so weiter. Davon machst du mit jeder Übung, die du absolvieren möchtest, acht Durchgänge. Nehmen wir das Beispiel Kniebeugen: 20 Sekunden lang machst du so viele Kniebeugen wie möglich. Dann ruhst du zehn Sekunden aus. Dann machst du wieder 20 Sekunden lang so viele Kniebeugen wie möglich. Dann ist wieder Pause. Achtmal machst du Kniebeugen, achtmal machst du Pause. Nach vier Minuten ist die Übung beendet. Du kannst es dabei bewenden lassen oder die nächste dranhängen, dann mit einer anderen Muskelgruppe im Fokus. Wie wäre es zum Beispiel mit Liegestütz? Ausfallschritten? Strecksprüngen? Deiner Fantasie sind keine Grenzen gesetzt. Sogar Übungen wie Hampelmann, Seilspringen oder die Plank (20 Sekunden halten, zehn Sekunden Pause) bieten sich für Tabata an. Wichtig: Gib in den Trainingsphasen dein Bestes und geh an deine Grenzen. Die nächste Pause ist ja immer nur 20 Sekunden entfernt.

Ohne dass du an deine Belastungsgrenze gehst, kann das Training nicht seine volle Wirkung entfalten. Denn Tabata gehört zum anaeroben Training, bei dem der Körper Kohlenhydrate in schnell zur Verfügung stehende Energie umsetzt. Und das auch noch dann, wenn das Training schon längst wieder beendet ist. Der Stoffwechsel stellt sich nicht sofort wieder auf den Ruhezustand um, sondern arbeitet zunächst auf einem hohen Level weiter. Eine Studie in Amerika hat gezeigt, dass 4 Minuten Tabata dieselbe Menge an Kalorien verbrennen können wie 20 Minuten Ausdauertraining.[41]

Es gibt Apps, die dir sagen und zeigen, ob gerade Training oder Pause dran ist. Du findest auf Spotify oder YouTube aber auch Kanäle mit Songs, die im Tabata-Stil aufgenommen wurden. So kannst du deine ganze Aufmerksamkeit dem Training widmen, bist nicht durch Mitzählen abgelenkt und profitierst von dem Kurz-Work-out mit maximaler Wirkung.

TIPP 50:

Gönn dir Power Naps

Du hast in der Nacht schlecht geschlafen? Oder schläfst sogar jede Nacht zu wenig, weil du ein Baby oder ein Kleinkind hast, das nicht durchschläft? Für einen Mittagsschlaf findest du auch keine Zeit? Dann probiere es doch mal mit Power Napping! Diese kurzen Schläfchen dauern zwischen 4 und 20 Minuten, kosten also kaum Zeit und bescheren dir so viel Energie, dass du danach viel effektiver und konzentrierter bist und die paar Minuten locker wieder reinholst. Ein Power Nap – auf Deutsch: Kraftschläfchen – zwischendurch kann dir zwar keine acht Stunden Schlaf ersetzen, aber die negativen Auswirkungen von nächtlichem Schlafmangel – z.B. ein geschwächtes Immunsystem – zumindest reduzieren. Studien belegen: Wer regelmäßig ein Power Nap macht, senkt das Risiko, an Herz-Kreislauf-Erkrankungen zu sterben, um 37 Prozent. Und: Etliche Unfälle – sei es nun im Beruf oder auch beim Autofahren – sind auf Übermüdung zurückzuführen. Deshalb sorgt ein Power Nap zwischendurch auch für mehr Sicherheit.[42]

Warum der Power Nap so gut wirkt, obwohl er so wenig Zeit in Anspruch nimmt? Beim Einschlafen wird das Wachstumshormon Somatropin freigesetzt, das die Regenerationsprozesse im Körper fördert und auch das Gedächtnis unterstützt. Will heißen: Wichtiger als die Länge des Schlafes ist der Einschlafprozess. Eigentlich ist es schon unglaublich, wie wirkungsvoll ein Power Nap im Verhältnis zur Länge des Schlafs ist. Ob du nun in der Nacht vier Minuten länger oder kürzer schläfst, macht kaum einen Unterschied. Vier Minuten am Nachmittag sorgen jedoch dafür, dass du dich viel besser konzentrieren kannst, motivierter und weniger anfällig für Infektionen bist – und viel bessere Laune hast. Probier's mal aus!

So klappt's mit dem Power Napping

Timing: Versuche, den richtigen Zeitpunkt zu finden. Du wirst nur dann in den Schlaf finden, wenn du wirklich ein Energietief hast, dich nicht mehr konzentrieren kannst und dir die Augen fast zufallen.

Gewohnheit: Du kannst deine Power Naps natürlich einfach nach Bedarf machen. Wenn du sie täglich durchführen möchtest, solltest du versuchen, dir etwa jeden Tag zur gleichen Zeit deine Miniauszeit zu gönnen. Wenn es zur Gewohnheit wird, fällt es dir leichter, in den Schlaf zu finden.

Platz: Ideal ist es natürlich, wenn du dich für deinen Power Nap auf dein Bett oder auf die Couch legen kannst. Das kurze Schläfchen funktioniert aber auch, wenn du deine Arme auf der Tischplatte verschränkst und deinen Kopf daraufleegst oder ihn irgendwo anlehnst.

Länge: Stell dir einen Wecker. Nicht nur, um zu verhindern, dass du verschläfst, sondern auch, um besser entspannen zu können: So musst du keine Angst haben, dass du zu lange schläfst.

TIPP 51:

Bau dir einen Thron

Ja, richtig gelesen. Bau dir einen Thron. Dafür brauchst du kein Königsschloss, sondern lediglich eine ganz profane, bürgerliche Toilette, wie du sie in deiner Wohnung findest.

Die Art und Weise, wie du auf dem stillen Örtchen sitzt, hat einen entscheidenden Einfluss darauf, wie du deinen Darm entleerst. Und das wiederum beeinflusst deine Gesundheit unmittelbar. Anstatt also ein Tabu daraus zu machen, sollten wir an dieser Stelle mal ausführlich über den Stuhlgang sprechen.

Wusstest du, dass Hämorrhoiden, Darmkrankheiten und Verstopfungen vermehrt in den Ländern auftreten, in denen Menschen ein Sitzklosett benutzen? Klingt seltsam, ist aber so. In großen Teilen Asiens, Afrikas oder Südeuropas, wo man sich zum Verrichten des Stuhlgangs nicht setzt, sondern auf Stehklos hockt, sind diese unangenehmen Verdauungsprobleme viel seltener als in Industrieländern wie Deutschland, Österreich oder Schweiz. Das liegt daran, dass unser Körper anatomisch nicht gut darauf vorbereitet ist, auf der Toilette zu sitzen.

Beim Toilettengang zu hocken, statt zu sitzen, sorgt dafür, dass die Darmpassage schneller vonstattengeht. Der Winkel zwischen Oberkörper und Oberschenkel verläuft spitzer, wodurch sich der Beckenboden entspannt. Der Darm ist in dieser Position gerade und nicht – wie beim Sitzen – abgeknickt, was die Entleerung entscheidend erleichtert.

Wenn du bis hierher gelesen hast, scheint das Thema dich nicht abzuschrecken, sondern zu interessieren. Super! Dann kommen hier ein paar hieb- und stichfeste Argumente für den Toilettenthron:

1. Die Hocksitzhaltung verhindert Hämorrhoiden.
2. Sie schützt bei gefährdeten Menschen vor Herz-Kreislauf-Anfällen, weil das starke Pressen entfällt.
3. Auch auf die Blase wirkt sie positiv und kann Harninkontinenz sowie wiederkehrende Blasenentzündungen verhindern.
4. Anstelle der drei Jahre, die wir Westeuropäer statistisch betrachtet auf dem WC verbringen, verkürzt sich deine dort verbrachte Lebenszeit enorm.

So errichtest du deinen Thron

Dein Thron ist schnell errichtet. Du brauchst dafür lediglich einen Hocker beziehungsweise Fußschemel oder ein paar Bücher. Auch eine flache Kiste tut hier gute Dienste. Wenn du zur Toilette gehst, stellst du sie vor die Toilette und stellst darauf deine Füße ab. Lehne dich dann etwas nach vorn, sodass dein Bauch leicht gegen deine Oberschenkel drückt. Damit imitierst du die Hocke und sorgst für leichten Druck auf den Darm. So kann dein Stuhl den Darm schneller und besser passieren.

TIPP 52:

Iss Quinoa

Warum sollte man Nahrungsergänzungsmittel nehmen, wenn die Natur doch so viele wahre Wundermittel zu bieten hat? Eines davon ist das glutenfreie Pseudogetreide Quinoa. Stammt aus Südamerika und ist reich an Eisen, Folsäure, Magnesium, Zink und Mangan. Im Gegensatz zum herkömmlichen Getreide enthält es alle acht essenziellen Aminosäuren auf einen Schlag und somit jede Menge Eiweiß. Da es vor komplexen Kohlenhydraten nur so strotzt, liefert Quinoa dir eine Menge Energie: Die Kohlenhydrate werden nach und nach ins Blut abgegeben und versorgen deinen Körper so über eine lange Zeit. Außerdem ist Quinoa reich an verdauungsförderlichen Ballaststoffen, die deinen Cholesterin- und Blutzuckerspiegel senken, deine Blutfettwerte regulieren und eine wichtige Nahrungsquelle für Darmbakterien sind, die das Darmkrebsrisiko erheblich senken. Außerdem fühlst du dich, wenn du ausreichend Ballaststoffe zu dir nimmst, schneller satt, wodurch dich Quinoa auch beim Abnehmen unterstützen kann. Nicht zuletzt deshalb, weil es, im Gegensatz zu hellen, herkömmlichen Getreideprodukten und Süßigkeiten, den Blutzuckerspiegel stabilisiert. Wenn du ungesunde Kohlenhydrate oder Süßes futterst, steigt dein Blutzuckerspiegel schnell an, sinkt jedoch auch rasch wieder ab. Du wirst müde und gereizt und greifst wahrscheinlich erneut zu etwas Süßem. Wenn du aber stattdessen gesunde Kohlenhydrate wie Quinoa zu dir nimmst, wird dein Blutzuckerspiegel aufgrund seines niedrigen glykämischen Index nur sehr langsam ansteigen und dich lange mit Energie versorgen. Heißhunger und Müdigkeit ade!

Solltest du unter Glutenunverträglichkeit leiden und damit Getreide wie Weizen, Roggen und Dinkel meiden müssen, ist die gute Nachricht: Quinoa kannst du bedenkenlos zu dir nehmen. Es weist keine Verwandtschaft zum herkömmlichen Getreide auf und ist vollkommen glutenfrei.

Eine Studie des irischen Ashtown Food Research Centre und der National University of Ireland aus dem Jahr 2009 belegt: Wenn du Pseudogetreide statt glutenfreier Ersatzprodukte verwendest, wird deine Zufuhr von wichtigen Nährstoffen und Antioxidantien extrem erhöht. Und das Schöne ist: Du kannst aus Quinoa so ziemlich alles machen. Brot, Pfannengerichte, Salate, sogar Nudeln gibt es aus dem Pseudogetreide. Ein wahrer Alleskönner!

Ein kleiner Blick in die Geschichte

Quinoa wird schon seit rund 5000 Jahren in den Hochebenen der Anden angebaut und diente den dort lebenden Menschen gemeinsam mit Amaranth als Hauptnahrungsmittel. Im 16. Jahrhundert wurde der Anbau im Zuge der spanischen Eroberungszüge und Kriege gegen die Inkas und Azteken bei Todesstrafe verboten. Damit sollten die Völker buchstäblich ausgehungert werden. 1993 erhielt das Pseudogetreide durch einen NASA-Bericht internationale Aufmerksamkeit. Der Bericht lobte die hohen Eiweißwerte und die einzigartige Aminosäurenstruktur und kam zu dem Schluss, dass es sich deshalb besonders für die Nutzung in Controlled Ecological Life Support Systems (das ist ein selbst erhaltendes Lebenserhaltungssystem für Raumstationen und Kolonien im All) eignen würde.[43]

TIPP 53:

Trinke zuckerfreie Getränke

Was dein Körper braucht, um gut hydriert und damit langfristig gesund zu bleiben, ist Wasser. Kein Kaffee. Keine Milch. Keine Limo. Kein Bier. Kein Caipirinha. Einfach nur Wasser. Weil das auf Dauer ein bisschen langweilig werden kann, gibt es viele Möglichkeiten für Alternativen. Das Wichtigste dabei ist, dass sie zuckerfrei sind. »Zuckerfrei« bedeutet im Hinblick auf Getränke auch: agavendicksaftfrei, honigfrei, ahornsirupfrei, dextrosefrei, maltosefrei, fructosefrei, lactosefrei, sirupfrei und stärkefrei.

Das ist wichtig, weil Getränke wie Säfte und Schorlen – ja, auch die frisch gepressten –, Limos, Milch, Alkohol, Eistees, Energydrinks & Co. eine nicht zu unterschätzende Menge an Zucker enthalten. Deshalb haben sie bei regel- und vor allem übermäßigem Konsum so unangenehme Nebenwirkungen wie Übergewicht, Diabetes oder Karies und können sogar das Sterberisiko erhöhen.

Mit ihrem Genuss nehmen wir viele unnütze und schädliche Kalorien zu uns, ohne dass sich dadurch ein Gefühl von Sättigung einstellt. Sie kommen also sozusagen noch obendrauf auf die Energie, die wir über das Essen zu uns nehmen. Das ist unnötig. Auch kalorienreduzierte Getränke sind keine gute Alternative. Denn das Einzige, was sich unser Körper wünscht, wenn er nach Flüssigkeit verlangt, ist ... Richtig: Wasser.

Wasser ist ein entscheidender Bestandteil von Zellen und Geweben und formt damit den Körper. Es reguliert unseren Flüssigkeitshaushalt – immerhin bestehen wir bis zu 70 Prozent aus Wasser. Es löst die festen Nahrungsbestandteile und trägt die Nährstoffe zu den Zellen. Es ist unsere integrierte Klima-anlage und verhindert durchs Schwitzen, dass unsere Körper-temperatur steigt. Außerdem ist es das entscheidende Trans-portmittel, wenn es um die Ausscheidungsprozesse in unserem Körper geht. Und das sind nur wenige von sehr vielen Vorteilen, die Wasser unserem Körper bringt. Klingt plausibel, oder?

Die besten zuckerfreien Getränke

Wasser lässt sich in seinem Geschmack ganz einfach variieren, indem Kräuter zugefügt werden. Zitronenmelisse, Pfefferminze, Rosmarin oder auch Basilikum verleihen ihm eine frische Note. Zitrone, Limette oder Gurke – in Scheiben hinzu-gefügt – haben denselben Effekt. Grüner Tee oder Kräutertee sind sowohl warm als auch kalt eine gute Alternative zu Wasser. Augen auf beim Früchtetee! Bei aromatisierten Sorten oder solchen, die geschmacklich verändert wurden, sind in den Nährwertangaben oft Zuckerzugaben zu finden.

TIPP 54:

Verwende Rotlicht

Brille auf, Lampe an – und entspannen! Wenn du erkältet oder verspannt bist, wirkt die gute alte Rotlichtlampe wahre Wunder. Die Infrarot-A-Strahlung dringt einige Millimeter tief in die Haut ein und erzeugt dabei Wärme, die dazu führt, dass die Gefäße sich erweitern und die Durchblutung gefördert wird. Eine gute Durchblutung hat wiederum zur Folge, dass das bestrahlte Areal besser versorgt wird und Stoffe, die den Körper belasten, abtransportiert werden. Auch bei Verstauchungen und Hämatomen, Arthrosen, Bronchitis, Nebenhöhlenentzündungen und Halsschmerzen leistet die Rotlichtlampe gute Dienste.

Die Strahlen wirken übrigens nicht nur auf die Stelle, die bestrahlt wird, sondern tun dem ganzen Körper gut, kurbeln den Kreislauf an und sorgen dafür, dass Stoffwechselabfälle ausgeschieden werden. Doch Vorsicht: Es gibt ein Organ, das das Rotlicht gar nicht mag – und das ist das Auge. Die Infrarotstrahlen schaden ihm und dringen auch durch geschlossene Lider. Deshalb solltest du unbedingt eine Schutzbrille tragen, wenn du dein Gesicht – z.B. deine Nasennebenhöhlen – bestrahlst. Die Schutzbrille ist meistens in der Lieferung enthalten.

Apropos Gesicht: Die Bestrahlung mit Rotlicht gilt als echte Anti-Aging-Wunderwaffe. Bei regelmäßiger Anwendung wird deine Haut glatter und elastischer und wirkt insgesamt gesünder. Das liegt nicht zuletzt daran, dass die Rotlicht-Bestrahlung die Kollagenbildung anregt. Rotlicht ist also nicht nur gesund, es macht auch schön. Und: Es verbessert deine Schlafqualität.[44]

Rotlichttherapie leicht gemacht

Die optimale Länge der Bestrahlung beträgt 10 bis 20 Minuten. Der Abstand zwischen Haut und Lampe sollte 30 bis 50 Zentimeter groß sein. Achte auf jeden Fall darauf, dass kein Hitzegefühl auf der Haut entsteht.

Am besten baust du die Bestrahlung in deine Morgenroutine ein und bestrahlst, während du dich fertig machst, deinen gesamten Körper. Das macht gute Laune und gibt dir einen wunderbaren Energiekick!

TIPP 55:

Teile dein Bett

Während du des Nachts friedlich schlummerst, arbeitet dein Körper auf Hochtouren. Seine Zellen erneuern sich, er produziert Wachstumshormone und lässt wichtige Reparaturprozesse ablaufen. Dein Gehirn fügt sämtliche Informationen des Tages zusammen, wertet sie aus und organisiert sie. Und dennoch wachst du am nächsten Morgen im besten Fall erholt und voller Tatendrang auf. Wenn du diesen Effekt noch verstärken und damit deine Gesundheit noch mehr unterstützen willst, tust du gut daran, mit deinem Partner oder deiner Partnerin in einem Bett zu schlafen.

Forschende der University of Arizona in den USA haben nämlich herausgefunden, dass Erwachsene, die sich das Bett nachts teilen, besser schlummern als Menschen, die allein schlafen. Sie leiden seltener an Schlaflosigkeit, sind nach dem Aufwachen weniger müde und ängstlich und fallen schneller in den Schlaf. Auch die Schlafqualität war bei den Testpersonen besser als in der Vergleichsgruppe. Auf das allgemeine Wohlbefinden wirkt sich das Teilen des Bettes offenbar ebenfalls aus: Zusammenschläfer sind zufriedener mit ihrer Beziehung und ihrem Leben allgemein.[45]

Deutsche und dänische Wissenschaftler beobachteten außerdem Probanden im Schlaflabor des Universitätsklinikums in Kiel. Sie kamen zu dem Ergebnis, dass der bessere und längere Traumschlaf neben einem Partner oder einer Partnerin auch dazu führt, dass die geistige Gesundheit und die Kreativität einen Schub erhalten.[46] Daran ändern auch die vermehrten Körperbewegungen nichts, die beim Paarschlaf zustande kommen.

Die REM-Phasen, in denen sich die Augen bei geschlossenen Lidern schnell bewegen – daher auch der Name Rapid Eye Movement –, sind trotzdem länger und weniger gestört als bei Einzelschlafenden. Das ist deshalb gut, weil in diesen Schlafphasen die Muskulatur komplett entspannt und fast regungslos ist. Außerdem werden in diesen Phasen nicht nur Informationen, sondern vor allem auch emotionale Sinneseindrücke vom Gehirn verarbeitet.

Das schlafmedizinische Zentrum der Charité kam allerdings zu dem Schluss, dass das Alter dabei eine wichtige Rolle spielt. Während jüngere Menschen sehr gut schlafen, wenn sie mit dem Partner das Bett teilen, ändert sich das mit zunehmendem Alter. Weil die Wahrscheinlichkeit für Schlafstörungen generell steigt, je länger wir leben, schlafen wir in unserer zweiten Lebenshälfte besser, wenn wir allein und in komfortabler Umgebung ruhen.[47] Das gilt vor allem für Frauen.

So sieht eine gesunde Schlafumgebung aus

Wenn du deinen Schlaf verbessern und morgens erholter aufwachen willst, lohnt es sich, auf ein paar grundlegende Dinge zu achten. Zunächst einmal sollte dein Bett in einem Zimmer stehen, das du magst und in dem du dich wohlfühlst. Sorge für eine Wohlfühloase im Schlafraum, in die du dich abends gern zurückziehst. Idealerweise ist es hier möglich, Licht und Lärm völlig auszusperren. Denn Dunkelheit und Stille sind unverzichtbar für guten Schlaf. 18 °C Raumtemperatur gelten als ideal, die Luftfeuchtigkeit sollte 40 bis 60 Prozent betragen.

TIPP 56:

Geh rückwärts

Leg doch mal den Rückwärtsgang ein! Und zwar im wahrsten Sinne des Wortes: Rückwärts gehen ist unglaublich gesund! Inzwischen gilt es als regelrechte Sportdisziplin, die sich Retrorunning nennt und in der sogar Meisterschaften ausgetragen werden.

Im Rückwärtsgang bewegst du dich ganz anders als beim Vorwärtslaufen. Deine Ferse ist meistens in der Luft, die Hauptbelastung liegt auf den Fußballen, du machst kleinere Schritte, als wenn du vorwärtsläufst, und ein wenig wirkt es, als würdest du tänzeln. Klar, dass du dadurch auch ganz andere Muskeln trainierst oder sie anders belastest, als wenn du nach vorn gehst. Ein weiterer Vorteil: Deine Gelenke werden geschont. Wenn du eine Verletzung hattest oder dir deine Gelenke Probleme bereiten, solltest du also buchstäblich den Rückwärtsgang einlegen, damit es dann wieder nach vorn geht. Nicht ohne Grund wird Rückwärtsgehen in den USA gern als unkonventionelle Reha-Methode angesehen.

Auch Leichtathleten wissen um die ausgesprochen wertvollen Effekte des Retrorunnings und nutzen es gern zur Verbesserung der Koordination. Mach es den Profis nach und probier es einfach mal aus. Du wirst sehen: Das Gleichgewichtsgefühl und die Körperhaltung werden verbessert, und du wirst selbstbewusster. Und: Dein Kurzzeitgedächtnis wird obendrein durch das Training auch noch gestärkt! Vier britische Psychologen veröffentlichten in der Fachzeitschrift *Cognition* die Ergebnisse einer Experimentenreihe der University of Roehampton, aus der hervorgeht, dass Rückwärtslaufen gut für das Gedächtnis ist. Vor allem das Kurzzeitgedächtnis kommt so richtig in Schwung. Wenn du also z.B. eine wichtige Prüfung hast oder dir ein bedeutender Geschäftstermin bevorsteht, solltest du beim Lernen immer mal wieder ein Rückwärts-Lauftraining einlegen.

Ein Perspektivwechsel kann ohnehin nie schaden! Er macht wacher, aufmerksamer und schärft die Sinne.[48]

Trendsport
Rückwärtslaufen

Die Idee, Rückwärtslaufen zum Sport zu machen, ist nicht neu: Schon 1826 wurde es erstmals erwähnt. Richtig bekannt wurde die Sportart aber erst in den letzten Jahrzehnten: 1978 begann der Franzose Christian Grollé, sich mit dieser Laufart zu befassen. Als Pionier gilt auch Roland Wegner, der den Begriff »Retrorunning« seit 2001 richtig bekannt machte und ein Standardwerk zu dieser Sportart verfasste.

TIPP 57:

Fülle dein Tiefkühlfach

Es ist gar nicht so einfach, sich gesund zu ernähren. Erst recht nicht, wenn neben der Ernährung noch ein Alltag gewuppt werden will. Das Arbeiten, der Haushalt und das Familienleben haben einen großen Einfluss darauf, ob mittags zum Essen Tiefkühlpizza auf den Tisch kommt oder das handgeschnippelte Gemüse aus dem Schrebergarten.

Doch wir haben das große Glück, dass wir im 21. Jahrhundert leben und damit auch im Zeitalter der Tiefkühlfächer und -truhen. Die haben einen schlechten Ruf, aber völlig zu Unrecht. Denn wenn du sie nicht mit Pommes, Pizza und Eiscreme füllst, sondern mit Obst und Gemüse, leisten sie einen tollen Beitrag zu einem gesunden (Familien-)Alltag.

Das liegt daran, dass Tiefkühlgemüse oft mehr Vitamine enthält als frisches Gemüse. Es wird unmittelbar nach dem Ernten verarbeitet, kurz in siedendem Wasser blanchiert, um die Keimzahl zu verringern, und dann schockgefrostet. Damit ist – anders als bei frischem Gemüse – gewährleistet, dass die Nährstoffe weitgehend erhalten bleiben. Lange Transportwege und suboptimale Lagerung bei Licht oder Wärme hingegen können bei frischem Gemüse dafür sorgen, dass sein Gehalt zum Beispiel an Vitaminen deutlich sinkt. Besonders anschaulich lässt sich das am Beispiel Spinat darstellen: Zwei Tage nach der Ernte hat das eigentlich sehr gesunde Blattgemüse bereits 80 Prozent seines Vitamin-C-Gehalts eingebüßt.

Es lohnt sich also, einen tiefen Blick in die Tiefkühlabteilung deines Supermarkts zu werfen. Achte dabei darauf, dass das Obst und Gemüse, das du dort findest, frei ist von

Farbstoffen, Aromen, Konservierungsstoffen, Geschmacks-verstärkern, Bindemitteln und Zucker. Auch Butter, Sahne und ähnliche unnötige Zusätze dürfen gern draußen bleiben. Nicht, dass du die nicht essen dürftest. Aber du sollst schon selbst darüber entscheiden, wie viel davon du dir ins Essen gibst.

Und dann heißt es: Tüte aufreißen, in die Pfanne kippen, wür-zen, und fertig ist die gesunde Mahlzeit!

Fünf Lebensmittel, die du immer im Tiefkühlfach haben solltest

Gemüsemischung: Eine gute TK-Gemüsemischung ist Gold wert, weil sie so vielseitig einsetzbar ist. Daraus lässt sich nämlich nicht nur eine leckere Gemüsebeilage machen, sondern auch ein Auflauf, eine Sauce oder Suppe.

Spinat: Auch der Spinat ist ein vielseitiger Alleskönner. Da er nach dem Ernten besonders schnell Nährstoffe einbüßt, ist hier die TK-Variante oftmals die bessere Wahl. Es darf übrigens gern reiner Blatt-spinat sein und nicht der mit dem Blubb.

Kräuter: Bereichere deine Küche mit Kräutern aus dem Tiefkühlfach. Die lassen sich ganz unkompliziert verwenden und geben jedem Ge-richt eine besondere – und noch dazu gesunde – Note.

Blumenkohlreis: Klein gehäckselter Blumenkohl ist inzwischen als Blumenkohlreis in vielen Supermärkten zu finden. Er ist eine koh-lenhydratarme Alternative zum Reis, braucht wesentlich kürzer in der Zubereitung und verhilft zu einer Extraportion Gemüse quasi im Vor-übergehen.

Himbeeren: Leider ist die Beerensaison immer viel zu kurz. Wie gut, dass es TK-Beeren gibt! So lassen sich auch im Winter leckere Bowls, Müslis oder Shakes zubereiten. Beeren, vor allem Himbeeren, enthal-ten wenig Fruchtzucker und sind deshalb besonders gesund.

TIPP 58:

Gönn dir einen Schenkelguss mit kaltem Wasser

Dass Kneippen gut für die Gesundheit ist, weißt du bestimmt. Immerhin sind die Wassergüsse seit 2015 sogar als immaterielles Kulturerbe anerkannt. Und Wissenschaftler der Universität Jena haben die Wirksamkeit des Kneippens in Studien auch ganz zweifelsfrei belegt: Kalte Güsse stärken die Abwehrkräfte. Du musst nicht unbedingt nach der Sauna ins Eisbecken tauchen, um den Effekt zu erreichen. Du brauchst nicht mal kalt zu duschen. Es reicht, einzelne Teile des Körpers zu kühlen, wie wir es dir auch schon in Tipp 28 vorgestellt haben.

Besonders gesund und effektiv ist der Schenkelguss. Er fördert deine Gesundheit, entkrampft, lockert die Beinmuskulatur, trainiert die Gefäße, stärkt das Immunsystem und strafft die Haut. Wenn du abnehmen willst oder unter Cellulite leidest, können dir die Schenkelgüsse mit kaltem Wasser ebenfalls weiterhelfen. Auch Krampfadern und Besenreisern wird mit dieser Behandlung der Kampf angesagt. An heißen Tagen schafft der Schenkelguss obendrein angenehme Linderung. Du solltest die Behandlung aber nur durchführen, wenn du warme Füße hast, sonst riskierst du eine Erkältung. Und: Fang nicht gleich mit eisig kaltem Wasser an, sondern gib deinem Körper die Geleenheit, sich an die Anwendungen zu gewöhnen. Starte mit 19 bis 20 °C und reduziere die Temperatur bei jeder Anwendung ein bisschen. Du kannst den Schenkelguss nur mit kaltem oder im Wechsel mit warmem Wasser durchführen.

So funktioniert der Schenkelguss

Führe den kalten Wasserstrahl (16–18 °C) vom Fußrücken an der Außenseite des rechten Beines nach oben bis zur Leiste. Das sollte etwa fünf bis acht Sekunden dauern. Dann geht es über die Beininnenseite wieder nach unten. Möchtest du eine Wechselanwendung, wiederhole das Ganze nun mit warmem Wasser (36–38 °C) – so lange, bis dein Bein gut durchwärmt ist. Wiederhole, sooft du möchtest, ende aber immer mit kaltem Wasser. Dann folgt das andere Bein. Gieße zum Abschluss beide Fußsohlen kalt ab und zieh dir anschließend warme Socken an. Du wirst dich herrlich entspannt fühlen.

TIPP 59:

Iss nur, wenn du Hunger hast

Mehr als die Hälfte aller Deutschen ist übergewichtig. Bei den Männern sind es sogar zwei Drittel, wie die Zahlen des Statistischen Bundesamts belegen.[49] Und als ob das nicht schon Grund genug wäre, Trübsal zu blasen, sterben hierzulande jedes Jahr 162 Menschen pro 100000 Einwohner an den Folgen von falscher Ernährung. Sie ist damit nach dem Bluthochdruck die zweithäufigste Ursache für einen vorzeitigen Tod, unter anderem durch Fettleibigkeit, Diabetes und Herz-Kreislauf-Erkrankungen. 40000 Menschen in Deutschland sterben jedes Jahr allein deswegen, weil sie zu wenige Vollkornprodukte und Ballaststoffe zu sich nehmen.[50]

Viele Probleme im Hinblick auf ein gesundes Körpergewicht ließen sich schnell und unkompliziert in den Griff bekommen, wenn die Menschen einzig den folgenden Gesundheitstipp beherzigen würden: »Iss nur, wenn du Hunger hast.« In Kombination mit »Hör auf zu essen, kurz bevor du satt bist« könnte diese Empfehlung einen entscheidenden Beitrag zur Volksgesundheit leisten. Jeder und jede Einzelne von uns kann mithelfen. Fang doch einfach heute schon damit an. So kannst du dafür sorgen, dass du nicht zu den mehr als 50 Prozent gehörst, die zu klein sind für ihr Körpergewicht.

Dabei klingt das Warten auf den Hunger wesentlich leichter, als es sich im Alltag darstellt. Denn in der Regel essen wir aus Gewohnheitshunger, weil es eben gerade Morgen, Mittag oder Abend ist. Wir sind an Frühstück, Mittagessen und Abendbrot zu bestimmten Zeiten gewöhnt – ohne Rücksicht darauf, ob und wenn ja wie viel Hunger wir haben. Außerdem essen wir, weil wir in Gesellschaft oder einsam sind und weil wir frustriert oder glücklich sind. Das nennt sich Gefühlshunger. Oder wir essen, weil uns beim Bäcker das Croissant anlacht. Das ist der Augen- und Nasen-Hunger.

Auf den »echten Hunger« warten wir eher selten. Stattdessen erliegen wir unserem Appetit.

Es gibt eindeutige Zeichen für »echten Hunger« oder »Magenhunger«: Er stellt sich ein, wenn du seit Stunden nichts gegessen hast. Du erkennst ihn daran, dass dein Magen knurrt und du ein unangenehmes Kribbeln und Ziehen spürst. Wenn du ein Glas Wasser trinkst, um zu prüfen, ob es sich tatsächlich um Hunger oder um Durst handelt, weicht er nicht von deiner Seite. Und wenn du an einen Apfel denkst, wärst du sofort bereit, ihn zu essen, anstatt auf ein Stück Torte oder Hamburger mit Pommes zu warten. Will heißen: Bei echtem Hunger ist dir fast egal, was du zu essen bekommst. Hauptsache, deine Depots werden aufgefüllt.

Stell dir bei Hunger folgende Fragen
Habe ich wirklich Hunger oder vielleicht nur Durst?
Habe ich wirklich Hunger oder bin ich nur gestresst?
Habe ich wirklich Hunger oder bin ich nur gelangweilt?

TIPP 60:

Lass fünfe auch mal gerade sein

In den Medien – vor allem auf Social Media – sind sie so oft zu finden: Menschen, denen scheinbar alles gelingt. Sie sind erfolgreich in ihrem Beruf, strahlen uns mit ihrem Zahnpasta-Lächeln von Fotos entgegen, sind top gekleidet, haben eine super Figur, ihre Wohnung, die sie uns gelegentlich zeigen, sieht aus wie aus dem Katalog, und selbst die Spielzeuge der Kinder fügen sich dekorativ ein. Vielleicht kennst du solche Wundermenschen nicht nur von Fotos und Videos, sondern hast sie sogar in deinem eigenen Freundeskreis? Das erhöht den Druck, das auch schaffen zu müssen.

Die gute Nachricht: Die Influencer verbringen viel Zeit mit Styling und dem Herrichten ihrer Wohnung, bevor sie das perfekte Bild haben, oder radieren dank moderner Bildbearbeitung einfach aus, was ihnen nicht gefällt. Und die befreundete Familie räumt bestimmt auf, bevor du sie besuchst. Und selbst wenn nicht, sollte dich all das nicht stressen. Natürlich ist es gut, wenn deine Wohnung aufgeräumt ist, wenn du in deinem Beruf erfolgreich bist und wenn du es auch noch schaffst, regelmäßig Sport zu machen. Funktionaler – also positiver – Perfektionismus treibt und spornt uns an, was ja nicht verkehrt ist. Aber übertreib es nicht. Sonst wird aus dem positiven Perfektionismus ein negativer, dysfunktionaler, der zu Stress und Ängsten bis hin zu psychischen Erkrankungen führen kann und dazu, dass du nie zufrieden mit dem bist, was du erreichst – egal, wie viel es auch ist.

Die Grenze ist eigentlich ganz klar: Beim funktionalen Perfektionismus kannst du deine eigenen Leistungen anerkennen, bist stolz auf das Erreichte, und Fehler sind nicht schlimm. Beim dysfunktionalen Perfektionismus ist das Gegenteil der Fall. Achte also genau auf dich. Sei stolz auf dich und das, was du jeden Tag leistest![51]

Fünf Waffen gegen den Perfektionismus

Verzettle dich nicht. Erledige erst das Wichtigste, und wenn du dann noch Zeit hast, kannst du dich um Details kümmern. Bildlich gesprochen: Es bringt beim Wohnungsputz nichts, wenn du mit der Zahnbürste in die Ecken gehst und dafür nur ein Zimmer schaffst. Am Ende bist du nur frustriert und unzufrieden mit dir selbst.

Lob dich selbst! Schau dir an, was du heute schon alles geleistet hast, und richte den Blick nicht auf das, was du nicht geschafft hast.

Vergleich dich nicht mit anderen. Ob deine Kollegin nun durchtrainierter ist als du und ob der Vorgarten deiner Nachbarin gepflegter ist als deiner, ist völlig egal! Du gibst in deinem Leben das Beste. Und wenn du genau hinsiehst, ist das ganz schön viel.

Sei realistisch. Setze deine Ziele so, dass du sie erreichen kannst, ohne dich kaputtzuschuften.

Gönn dir Pausen! Natürlich gibt es immer was zu tun. Natürlich könntest du bis Mitternacht Schränke putzen, Wäsche bügeln oder Staub wischen, nachdem du schon den ganzen Tag gearbeitet hast. Du kannst aber auch einfach zufrieden mit deinem Tagwerk sein.

TIPP 61:

Senke deinen Stresspegel

Stress ist nicht per se ungesund. Es gibt sogar Situationen, in denen er uns das Leben rettet. Das war schon immer so. Hätten unsere Vorfahren beim Anblick eines Säbelzahntigers keinen Stress empfunden, würdest du gerade nicht dieses Buch lesen. Denn es gäbe weder dich noch uns Autorinnen.

Stress ist ein uraltes Programm unserer Gene, das unbewusst abläuft und uns entweder fliehen oder kämpfen lässt. Wir atmen schneller, unser Puls und unser Blutdruck steigen an, und sowohl Verdauung als auch Immunsystem werden gehemmt. In diesem Anspannungszustand können wir blitzschnell reagieren. Das war nicht nur in der Begegnung mit Säbelzahntigern sinnvoll, sondern ist es auch heute noch: Wenn wir mit dem Auto eine Vollbremsung machen, weil vor uns ein Kind auf die Straße rennt. Wenn wir bei den Olympischen Spielen zu Höchstleistungen auflaufen. Oder wenn wir im Job bei einer Präsentation glänzen wollen. Erst werden in allen drei Situationen Adrenalin und Noradrenalin frei, dann folgt das Hormon Cortisol. Zusammen helfen sie uns, Herausforderungen verschiedenster Art zu wuppen.

Ist der Moment der höchsten Leistungsfähigkeit vorbei – weil wir den Zusammenstoß mit dem Kind verhindert, die Goldmedaille gewonnen oder die Präsentation gerockt haben – lassen Aufregung und Anspannung nach. Wir kommen wieder zur Ruhe. Diese Art von Stress heißt Eustress, also positiver Stress. Solange wir uns ihm nur in Maßen aussetzen, macht er uns für den Moment nicht nur leistungsfähiger, sondern auch belastbarer und resistenter gegen Krankheiten. Denn tatsächlich fährt unser Körper das Immunsystem kurz hoch – damit uns auf keinen Fall ein Keim in die Quere kommt. Voraussetzung dafür: das Ausruhen und Entspannen zwischendurch.

Unser Alltag sieht jedoch anders aus. Da kommt ein Absinken der Stresshormone oft zu kurz. Denn in der modernen, digitalisierten Welt, in der wir leben, bricht der Strom von Informationen und Reizen nie ab. Er macht einfach keine Pause und rauscht kontinuierlich, 24 Stunden am Tag, sieben Tage in der Woche, durch uns hindurch – wenn wir es nicht aktiv unterbinden. Hinzu kommen immer größere Herausforderungen im Beruf, Termindruck sogar in der Freizeit und Konflikte im Privaten, also dort, wo wir uns eigentlich entspannen wollen und sollen. Jetzt sind wir beim Distress angelangt, dem negativen Stress. Und der trägt leider nicht dazu bei, dass wir höchste Leistungsfähigkeit abrufen können, sondern eher im Gegenteil. Wenn wir dauerhaft angespannt und in Habtachtstellung sind, wirkt sich das negativ auf unsere Gesundheit aus. Der Cortisolspiegel ist dann kontinuierlich erhöht, was nicht nur dazu führt, dass die Fettverbrennung stockt, sondern auch dazu, dass wir ständig Hunger auf schnelle Kohlenhydrate und Süßes haben. Cortisol stoppt den Aufbau von Muskulatur. Es macht auf die Dauer unsere Zellen resistent gegen Insulin, bremst die Wirkung des Sättigungshormons Leptin und steigert stattdessen die Ausschüttung des Hungerhormons Ghrelin. Neben Gewichtszunahme können auch Schlaflosigkeit, schlechte Konzentration, Burn-out und Depressionen Folgen von einem ständig erhöhten Cortisolspiegel sein. Unser Immunsystem macht schlapp, und das Herz-Kreislauf-System leidet. Deshalb lohnt es sich, gegen negativen Stress vorzugehen, bevor er sich in unseren Alltag einschleicht und zum ständigen Begleiter wird. Probiere folgende Tipps gegen Akutstress und verhindere so, dass daraus Dauerstress wird.

Stresskiller Nr. 1:
Summen

Wenn du in einer kritischen Situation summst, beruhigst du dich selbst. Wissenschaftler erklären das damit, dass die Stimmbänder vibrieren, was besänftigend und wie eine innere Massage wirkt. Außerdem wird beim Singen und Summen Oxytocin, unser Kuschelhormon, freigesetzt – siehe auch Tipp 9. Glücksgefühle machen sich breit, Schmerzen fühlen sich weniger schlimm an, und unser Immunsystem wird gestärkt.

Stresskiller Nr. 2:
Hände unter warmes Wasser halten

Schön wäre, wenn du in stressigen Situationen ein warmes Bad nehmen könntest. Denn das ist herrlich entspannend. Wenn das aber gerade nicht möglich ist, genügt es auch schon, die Hände unter warmes fließendes Wasser zu halten. So aktivierst du dein parasympathisches Nervensystem sofort.

Stresskiller Nr. 3:
Die Sinne reizen

Wenn du dich möglichst schnell aus einer Stresssituation befreien willst, kann es helfen, dich selbst starken Reizen auszusetzen. Sie fordern deine Aufmerksamkeit und lösen körperliche Reaktionen aus, durch die sich deine Körperchemie verändert. Das lässt dich ruhiger werden. Dusch dich eiskalt ab. Tauche dein Gesicht in kaltes Wasser. Iss Wasabi-Paste. Beiße in eine Chilischote oder in eine Zitrone. Egal, was es ist, tu etwas, was dich so ablenkt, dass du den Grund für deinen Stress vergisst.

Stresskiller Nr. 4:
Auf andere Gedanken kommen
Sammle deine Gedanken bei einer Sache, die deine ganze Konzentration fordert und keinen Platz mehr lässt für Stress. Löse ein schwieriges Rätsel. Sag Wörter rückwärts auf. Lern ein Gedicht auswendig.

Stresskiller Nr. 5:
Frische Luft reinlassen
Wenn du merkst, dass du akut gestresst bist, stell dich ans geöffnete Fenster und atme tief durch. Noch besser: Drehe eine Runde an der frischen Luft. Der Sauerstoff, den du dabei ein-atmest, tut deinem ganzen Körper gut, vor allem aber deinem Gehirn. Streck dich, reck dich und dehn dich in alle Richtungen. Und dann beobachte, was mit deinem Stresslevel passiert.

Stresskiller Nr. 6:
Lächeln
Ja, richtig gelesen. Manchmal hilft es in akuten Stresssituationen, breit zu lächeln. Auch, und erst recht wenn dir überhaupt nicht danach zumute ist. Geh dafür auf die Toilette, wenn es sein muss, und dann halte das Lächeln für 60 Sekunden. Das lohnt sich! Du signalisierst deinem Gehirn damit, dass es Grund zur Freude gibt. Es reagiert mit einer Senkung des Cortisolspiegels und fördert gute Laune und Entspannung.

TIPP 62:

Wasch dir deine Hände

Schon die Oma hat es uns eingebläut: »Kind, wasch dir deine Hände!« Eigentlich also eine Selbstverständlichkeit – oder doch nicht? Doch nicht: Einer Studie der SRH Hochschule Heidelberg zufolge waschen sich rund sieben Prozent aller Deutschen nach dem Toilettengang nicht die Hände. 27 Prozent verzichten auf Seife. 58 Prozent verwenden zwar Wasser und Seife, lassen dabei aber die erforderliche Gründlichkeit vermissen, die die Bundeszentrale für gesundheitliche Aufklärung empfiehlt: mindestens 20 Sekunden lang mit Wasser und Seife – Fingerzwischenräume nicht vergessen. Für die Studie beobachteten Studenten das Verhalten von tausend Benutzern öffentlicher Toiletten.

Dabei ist das Händewaschen – gerade nach dem Toilettengang und umso mehr auf öffentlichen Klos – so wichtig! Und spätestens seit der Abschaffung des Händeschüttelns in der Corona-Pandemie weiß es jedes Kind: Unsere Hände kommen ständig mit Keimen in Berührung. Nicht nur beim Toilettengang, beim Händeschütteln oder beim Anfassen von Gegenständen, die vorher andere berührt haben, sondern auch beim Naseputzen, beim Streicheln von Tieren und beim Kochen.

Wenn du dir mit ungewaschenen Händen ins Gesicht fasst, gelangen die Erreger über Mund, Nase oder Augen in deinen Körper, wo sie eine Infektion auslösen können. Auch deine Familienmitglieder setzt du durch ungewaschene Hände dem Risiko einer Infektion aus. Am besten gewöhnst du dir und deiner Familie an, deine Hände immer beim Nachhausekommen, nach dem Besuch der Toilette (inkl. Windelwechseln), nach

Naseputzen, Husten oder Niesen und nach dem Kontakt mit Tieren zu waschen. (Was nun nicht heißt, dass ihr nach jeder Berührung des heiß geliebten Familienhundes allesamt zum Waschbecken rennen müsst.) Gleiches gilt vor der Zubereitung von Speisen, nach dem Kontakt mit Abfall, vor der Behandlung von Wunden oder dem Kontakt mit Kranken. Und natürlich: vor und nach dem Essen![52]

Wenn du unterwegs keine Möglichkeit zum Händewaschen hast, solltest du es vermeiden, dir ins Gesicht zu fassen oder Speisen mit der Hand zu essen. Abhilfe schafft hier ein kleines Fläschchen Desinfektionsmittel. Passt in jede Handtasche und gibt's seit Corona an jeder Straßenecke zu kaufen.

Hände gründlich waschen – so geht's

Halte deine Hände unter fließendes Wasser und seife sie 20 bis 30 Sekunden (nicht kürzer!) gründlich ein. Denk dabei auch an deine Handrücken, Fingerzwischenräume, Fingerspitzen, Daumen und Fingernägel. Wenn du die Wahl zwischen Seifenstücken und Flüssigseife hast, wähle Letzteres. Spüle deine Hände dann unter fließendem Wasser gründlich ab. Wenn du in einer öffentlichen Toilette bist, solltest du ein Einweghandtuch oder deinen Ellbogen verwenden, um den Wasserhahn auszustellen - Gleiches gilt später für die Türklinke. Trockne deine Hände gründlich ab - vergiss dabei auch die Zwischenräume deiner Finger nicht.

TIPP 63:

Bring morgens deinen Kreislauf in Schwung

Dein Wecker klingelt, du schlägst die Decke zurück, schwingst die Beine aus dem Bett und willst voller Elan in den Tag starten. Doch dann wird dir erst schwindelig und dann schwarz vor Augen, sodass du dich besser schnell wieder hinlegst, bis der Spuk vorbei ist. Kennst du das und fragst dich, was da los ist? Vermutlich liegt es daran, dass dein Blut beim Aufstehen in die Beingefäße und den Bauchraum gesackt ist, dein Blutdruck dadurch rasant abfällt und dein Gehirn nicht mehr ausreichend mit Sauerstoff versorgt wird. Das ist kein Grund zur Panik. Es bedeutet nur, dass dein Kreislauf erst noch vom Schlafmodus in den Wachmodus schalten muss. Leg dich hin, lagere deine Beine hoch und lass das Blut zurückfließen. Und dann fang an, deinen Kreislauf in Schwung zu bringen.

Bleib dafür auf dem Rücken liegen, heb deine Beine an und strample in der Luft, als würdest du Rad fahren. Du kannst auch eine Runde schaukeln: Zieh in der Rückenlage deine Knie an die Brust, umschlinge sie mit deinen Armen und schaukle dann vor und zurück sowie nach rechts und links. Das tut deinem Rücken gut und deinem Kreislauf auch. Sobald du dich wieder aufrichten kannst, setz dich auf die Bettkante und streck deine Arme weit nach oben, so, als wolltest du über dir Äpfel von einem Baum pflücken. Du kannst auch eine sogenannte isometrische Übung versuchen: Drücke dabei vor deinem Gesicht die Innenflächen deiner Hände fest gegeneinander. Halte diese Position rund eine Minuten lang. So weit alles gut? Dann ist jetzt das Aufstehen dran. Stell dich erst auf das eine, dann auf das andere Bein. Mobilisiere deinen Körper mit ein paar kleinen Übungen: Recke und strecke dich, schwinge die ausgestreckten Arme von rechts nach links und lass sie von oben nach unten kreisen. Hebe deine Knie abwechselnd nach vorn an und hebe anschließend deine Fersen nach hinten zum Po. Kreise mit deinen Füßen, wenn du magst. Du siehst schon: Deiner Fantasie sind keine Grenzen gesetzt. Hauptsache, du kommst behutsam in die Bewegung und regst so deinen Kreislauf an. Wenn du zum Abschluss noch mit deinen Schultern nach hinten und nach vorn kreist, solltest du anschließend gut in den Tag starten können.

***

Was du sonst noch für einen stabilen Kreislauf tun kannst
- Wechselduschen
- Viel Wasser trinken
- Auf große Mengen Alkohol und Kaffee verzichten
- Leicht Verdauliches essen
- Ausreichend bewegen

TIPP 64:

Sei im Hier und Jetzt

Genieße den Moment mit all deinen Sinnen. Er ist so kostbar! Mehr noch: Das Leben ist eine Aneinanderreihung kostbarer Momente. Viel zu oft verfliegen sie so schnell, wie sie gekommen sind, und du nimmst sie gar nicht wahr. Deshalb: Lerne achtsam zu sein und den Moment zu lieben. Belaste dich nicht damit, was du alles noch tun musst. Denk nicht an einen unangenehmen Termin in der Zukunft und bleib auch nicht in der Vergangenheit hängen. Sei im Jetzt! Schenke dem Moment, in dem du dich befindest, die nötige Aufmerksamkeit, bring ihn zum Blühen und säume deinen Weg auf diese Weise mit lauter wertvollen Achtsamkeits-Blüten! Du wirst dein Leben viel intensiver wahrnehmen.

»Wenn wir nicht ganz wir selbst sind, wahrhaft im gegenwärtigen Augenblick, verpassen wir alles«, bringt es der buddhistische Mönch Thich Nhat Hanh auf den Punkt. Wenn du achtsam und im Moment bist, entschleunigst du automatisch auf dieser Erde, die sich immer schneller zu drehen scheint.

Wenn du dich in Achtsamkeit übst, wirst du schnell merken, wie viele positive Aspekte das mit sich bringt: Du wirst geduldiger, erfährst mehr Lebensqualität und erlebst intensivere Momente. Das Gefühl, dass das Leben nur so an dir vorbeirauscht, nimmt ab. Du genießt, was du hast, statt dem nachzuweinen, von dem du denkst, es würde dir fehlen. Achtsamkeit baut Stresshormone ab, und du entwickelst ein größeres Bewusstsein für deinen Körper, lernst zu spüren, was er braucht und was ihm guttut.[53]

Wege zur Achtsamkeit

Achtsamkeit kannst du lernen, und das kostet
dich auch gar nicht so viel Zeit. Vor allem dann,
wenn du für die Übungen solche Momente nutzt, die
du sowieso nicht sinnvoll verwenden kannst, z.B., wenn
du wieder mal irgendwo wartest. Statt zum Smartphone zu
greifen, atme fünf- bis zehnmal tief ein und aus und konzentriere
dich voll auf deinen Atem. Das ist übrigens auch ein gutes Werk-
zeug aus dem Notfallkoffer, wenn es gilt, aus stressigen Situationen
auszusteigen und ruhig zu bleiben. Eine weitere gute Methode,
die du ebenso überall anwenden kannst, ist die Beobachtungs-
meditation. Schau, was um dich herum und in dir passiert.
Werde dir dessen gewahr, aber werte nicht. Werde
innerlich ganz still.

TIPP 65:

Iss fermentierte Lebensmittel

»Nahrungsmittel« heißen so, weil sie unseren Körper nähren sollen. »Lebensmittel« heißen so, weil wir sie zum Leben brauchen. So weit die Theorie. Doch du weißt selbst, dass es bei vielem, was wir heutzutage essen, mit dem »Nähren« und dem »Leben« nicht so weit her ist. Da sprechen wir dann von »Genussmitteln«, die zwar unser Bedürfnis nach Genuss befriedigen, sonst aber nur wenig zu unserem Wohlbefinden und unserer Gesundheit beitragen. Dazu gehören Zucker, Alkohol & Co. Für viele von uns ist es höchste Zeit, dass wir uns vom ausschließlichen Fokus auf Genuss wieder hinwenden zur eigentlichen Funktion von Nahrung.

Dafür hervorragend geeignet sind fermentierte Lebensmittel. Was zunächst sehr exotisch klingt, kennst du schon seit deiner Kindheit: Sauerkraut, Sauerteigbrot, Käse, Joghurt, Apfelessig oder auch die japanische Misopaste, um nur einige zu nennen. Auch Kimchi, Tempeh und Kefir sind dir vermutlich schon begegnet.

Warum aber haben ausgerechnet sie die Bezeichnung »Nahrungsmittel« auch wirklich verdient? Beim Fermentieren werden sie mithilfe natürlicher Gärprozesse haltbar gemacht. Die Methode ist uralt. Mikroorganismen wie Bakterien und Pilze wandeln dabei den enthaltenen Zucker und die Stärke um zu Säure. Dadurch werden Gemüse & Co. konserviert und mit ihnen ihre natürliche Mischung an Vitaminen, Mineralstoffen und Ballaststoffen. Vor allem die Vitamine C, B_2, B_{12} und Folsäure sind reichlich in Fermentiertem enthalten. Außerdem ist es angereichert mit Mikroorganismen wie Milchsäurebakterien. Sie helfen den guten Bakterien in unserem Verdauungssystem dabei, sich zu vermehren und sich gegen schlechte Bakterien durchzusetzen. Und weil unsere Darmflora einen ganz entscheidenden Einfluss auf unser Immunsystem hat, sind fermentierte Lebensmittel gut für unsere Gesundheit.

Eine Studie der Stanford-Universität hat belegt, dass es um die Darmgesundheit weltweit genau dort gut bestellt ist, wo die Menschen viel fermentieren.[54] Darüber hinaus sind diese Lebensmittel voll von chemischen Substanzen, die dafür sorgen, dass das Risiko einer Darmkrebserkrankung sinkt. Entzündungsprozesse im Körper – darunter auch Rheuma – können ebenfalls ausgebremst werden.

Gemüse fermentieren

- Gemüse klein schneiden. Besonders gut geeignet sind strukturstarke Gemüsesorten wie Kohl oder Wurzelgemüse. Je kleiner die Stücke, desto schneller der Fermentationsprozess.
- Salz draufstreuen, sodass ein Salzgehalt von zwei Prozent entsteht. Bei einem Kilogramm geschnippeltem Gemüse wären das also 20 Gramm Salz.
- Alles gut durchkneten.
- Gemüse in ein Einmachglas geben, sodass es von der Salzlake, die sich beim Kneten gebildet hat, bedeckt ist. Dann kommt ein Gewicht auf das Gemüse, das es unter die Lake drückt und vor Sauerstoff schützt. Das Glas *nicht* fest verschließen, beim Fermentieren entstehen Gase, die müssen raus.
- Abwarten. Das Glas steht bei Zimmertemperatur im Schatten, bis das Gemüse fertig ist. Du entscheidest, wann das ist. Bis zu drei Wochen kann das dauern.
- Fermentiertes Gemüse genießen.

TIPP 66:

Genieße ein Meersalzbad

Tauch doch einfach mal ab. Dazu musst du nicht unbedingt ans Meer fahren, deine Badewanne reicht vollkommen aus. Besorge dir eine große Portion Meersalz, kippe es ins Wasser und genieße dein Urlaubs-Feeling in den eigenen vier Wänden. Deine Gesundheit profitiert davon. Und zwar mächtig! Meersalz, das in Bezug auf die Zusammensetzung der Inhaltsstoffe unserem Blutplasma sehr ähnlich ist, ist voll von Mineralstoffen und Spurenelementen, die bei einem Bad über die Haut in unseren Körper wandern – und dort sehr viel Gutes tun.

Durch die Meeresmineralien wie Strontium und Selen und vor allem Magnesium klingen Entzündungen ab, die deinen Körper belastet haben. Außerdem wird die Durchblutung angeregt, das Immunsystem gestärkt und Juckreiz gemildert. Das Eintauchen in warmes Meerwasser fördert sogar die Heilung von Knochenbrüchen und Gelenkproblemen. Bei Muskelkater ist es ausgesprochen angenehm und entspannend. Und es hilft bei Neurodermitis, Allergien und Schuppenflechte, deine Haut wird regeneriert und genährt. Was man ihr übrigens auch ansieht: Nach einem Bad in Meersalz ist sie wunderbar rosig und weich.

Besonders geeignet für dein Meersalzbad zu Hause ist Salz aus dem Toten Meer, da es ausgesprochen reich an Magnesium ist und daher eine sehr entspannende Wirkung auf den gesamten Körper hat, was zur Schmerzlinderung unter anderem bei Rückenschmerzen führt. Die Entspannung hilft übrigens auch bei Schlaf- und Konzentrationsstörungen sehr gut.

Noch ein angenehmer Effekt – zumindest, wenn du genügend

Salz ins Wasser kippst: In deinem Solebad setzt, wenn der Salzgehalt höher oder gleich hoch ist wie im Blut (etwa neun Gramm pro Liter), eine osmotische Wirkung ein, das Bad ist also entschlackend: Giftstoffe, aber auch Flüssigkeit werden aus dem Körper gezogen. Stell dir deshalb eine Flasche Wasser bereit und trink ordentlich während deiner kleinen Urlaubsreise im Alltag.[55]

Meersalzbad

Im Schnitt fassen Badewannen 200 Liter. Nun kannst du verschiedene Intensitäten wählen. Für ein Meerbad light reicht es aus, ein Kilogramm Meersalz in das Badewasser zu geben. Die Wirkung ist dann aber natürlich längst nicht so stark wie bei einem Solebad. Wenn du einen ähnlichen Effekt wie bei einem Bad in der Ostsee erzielen willst, löst du drei Kilogramm Meersalz in warmem Wasser auf und lässt es eine gute halbe Stunde ziehen. Dann gießt du es ins Badewasser (maximal 37 °C). Für ein Nordseebad würdest du sieben, für ein Totes-Meer-Bad sogar 50 Kilogramm benötigen. Wobei du dann nicht mehr im, sondern auf dem Wasser liegen würdest. Diesen Effekt erreichst du bei einer herkömmlichen Badewanne aber schon, wenn du etwa zwölf Kilogramm zugibst.
Welche Salzkonzentration du auch wählst: Ideal ist eine Badedauer von rund 20 Minuten. Trockne dich nach dem Bad nicht ab, sondern kuschel dich nur in deinen Bademantel und entspann dich noch ein bisschen. Oder geh am besten gleich zu Bett.

TIPP 67:

Übe dich in Dankbarkeit

»Danke« ist nicht nur ein Wort. »Danke« ist ein vollständiger Satz, einer der schönsten, die uns über die Lippen kommen können. Und »Danke« ist eine Lebenseinstellung, eine gesunde noch dazu. Denn wer sich regelmäßig bedankt – nicht nur bei den Mitmenschen, sondern auch beim Leben, beim Universum, beim lieben Gott oder wem auch immer –, der ist glücklicher. Und Glücklichsein fördert unsere Gesundheit.

Das Greater Good Science Center der Universität Berkeley erforscht das Thema seit 2001. Die Wissenschaftler, die hier arbeiten, sind zu dem Ergebnis gekommen, dass Dankbarkeit zu den sechs Säulen des Glücks gehört.[56] Andere kommen zu dem Ergebnis, dass gesünder, besser gelaunt, stressresistenter, leistungsfähiger und zufriedener mit seinem Leben und seinen sozialen Beziehungen ist, wer dankbar ist.

Professor Paul J Mills von der University of California in San Diego hat z. B. dazu geforscht, wie Dankbarkeit die Gesundheit von Herzpatienten verbessern kann.[57] Mithilfe psychologischer Tests ermittelte er den Grad der Dankbarkeit und des geistigen Wohlbefindens der Testpersonen und verglich diese Werte mit dem psychischen Zustand, der Schlafqualität, der Müdigkeit, dem Selbstvertrauen und den Entzündungswerten im Blut der Patienten. Das Verblüffende: Je dankbarer sie waren, desto fröhlicher ihre Laune und desto besser ihr Schlaf. Außerdem sanken die Entzündungswerte umso tiefer, je ausgeprägter das Maß an Dankbarkeit war.

Besonders wirksam fallen das Erleben von Dankbarkeit und der damit verbundene Effekt aus, wenn wir schriftlich festhalten, wofür wir dankbar sind. Dazu bietet sich z. B. ein Dankbarkeitstagebuch an. Eine Studie der amerikanischen Psychologen Robert Emmons und Michael McCullough kam zu dem Ergebnis, dass Probanden, die ein Dankbarkeitstagebuch führten, mehr Lebensfreude aufwiesen und körperlich fitter waren als die Vergleichsgruppe, die ihre Dankbarkeit nicht schriftlich festhielt.[58]

Jetzt, da du weißt, wie sinnvoll Dankbarkeit ist, kannst du dich sofort auf die Suche machen nach Dingen, für die du endlich mal »Danke« sagen kannst. Fang an mit dem Dach über deinem Kopf, dem schönen Wetter heute oder der Tatsache, dass du gesund und fit genug bist, dieses Buch zu lesen. Guck mal genau hin. Wetten, dass dir nach und nach 1000 Dinge einfallen werden?

Drei Dankbarkeitsrituale

- Zähle vor dem Einschlafen fünf Dinge auf, für die du an diesem Tag dankbar bist. Das können auch kleine Dinge sein. Schreib sie auf (siehe oben).

- Übe eine Dankbarkeitsmeditation, bei der du mit geschlossenen Augen ganz intensiv an die Dinge denkst, für die du dankbar bist in deinem Leben.

- Bedanke dich bei dir selbst für alles, was du Tag für Tag für dich selbst tust. Gern auch schriftlich.

TIPP 68:

Genieße goldene Milch

Goldene Milch – das klingt schon so schön, oder? Nach etwas ganz Kostbarem, Wertvollem. Und das ist es auch: Die goldene Milch hat in der ayurvedischen Medizin eine jahrtausendealte Tradition. Sie soll das Immunsystem stärken, die Verdauung anregen, antioxidativ wirken und unter anderem bei Schlaflosigkeit, Husten, Asthma, Sodbrennen und Erkältungen wirken. Schön macht sie auch noch, da sie der frühzeitigen Hautalterung entgegenwirken kann.

Ursprünglich wurde sie nur aus Kurkuma und Milch hergestellt, heute beinhaltet sie häufig auch Zimt, Ingwer, Kardamom, Muskatnuss, Koriander, Safran und Kokosöl. Die Kurkuma sorgt übrigens für die schöne goldene Farbe. Das in Kurkuma enthaltene Curcumin ist so farbintensiv, dass es früher auch zum Färben von Textilien eingesetzt wurde. Über die gesunde Wirkung von Kurkuma bzw. Curcumin erfährst du alles in unserem Tipp 86.

Zusätzlich profitierst du in der goldenen Milch auch noch von den positiven Wirkungen von Zimt (hilft bei Blähungen und Völlegefühl, Entzündungen, Rheuma und Erkältungen), Ingwer und schwarzem Pfeffer (regt die Produktion von Magensäften an, unterstützt die Verdauung und erhöht die Bioverfügbarkeit von Curcumin). Die vorgenannten Gewürze sind die Hauptbestandteile jeder goldenen Milch. Du kannst aber noch weitere Gewürze hinzugeben: Safran wirkt schmerzlindernd, entzündungshemmend, antioxidativ und stimmungsaufhellend. Koriander bringt Verdauung und Funktion von Leber und Darm in Schwung. Muskatnuss kräftigt den Darm, hilft bei Blähungen, Gallen- und Leberschwäche. Du solltest keine fettarme Milch nehmen, denn der Fettanteil in der Milch erhöht die Bioverfügbarkeit von Curcumin.[59] Lass es dir schmecken – am besten täglich!

Rezepte für goldene Milch

Es gibt zahlreiche verschiedene Rezepte für goldene Milch. Im Internet wirst du schnell fündig. Probiere aus, was dir am besten schmeckt. Hier stellen wir dir eine besonders einfache Variante vor. Du brauchst dafür:

ca. 2 Zentimeter Bio-Ingwer	½ TL Safranfäden
1 Stück Kurkuma	½ TL Vanille
(2–3 Zentimeter) oder	½ TL Kokosöl
1 EL Kurkumapulver	70 ml Wasser
¼ TL frisch gemahlener	300 ml Milch oder Milch-
schwarzer Pfeffer	alternative
½ TL Zimt	Honig oder Agavendicksaft
½ TL Muskatnuss	zum Süßen
½ TL Kardamom	

Zubereitung: Wasche den Ingwer und die Kurkumaknolle, trockne sie gründlich ab, schneide sie etwas klein und gib sie mit den anderen Gewürzen und etwas Wasser in einen Mixer (wenn du keinen hast, kannst du sie auch reiben und später mit den anderen Zutaten vermischen). Mixe alles, bis du eine feine und gut durchmischte Konsistenz hast, gib es dann in einen Topf und erwärme die Mischung. Gut rühren. Gib nun die Milch dazu, süße nach Geschmack und genieße. Wenn dir die Mischung zu stark ist, kannst du auch mehr Milch zugeben.

TIPP 69:

Trinke lauwarmes Wasser vor dem Essen

Manchmal ist es kaum zu glauben, wie einfach es ist, unsere Gesundheit zu fördern. Doch nur, weil etwas einfach ist, heißt das noch lange nicht, dass wir es dann auch in die Tat umsetzen. Kannst du dir zum Beispiel etwas Einfacheres vorstellen, als Wasser zu trinken?

Doch genau darum geht es in diesem Gesundheitstipp. Wenn du nämlich 30 Minuten vor jeder Mahlzeit einen halben Liter lauwarmes Wasser trinkst, stehen die Chancen gut, dass du damit dein Gewicht hältst oder sogar abnimmst.[60] Dieses sogenannte »Preloading«, also »Vorladen« mit Wasser, führt laut einer britischen Studie dazu, dass dein Magen bereits gefüllt wird und du dich leicht gesättigt fühlst.[61] Zu diesem Ergebnis kamen auch Forscher der Berliner Charité.[62] Dabei ist es wichtig, dass du den Trick vor jeder Mahlzeit anwendest und nicht nur bei einer. So lassen sich innerhalb von drei Monaten bis zu zwei Kilogramm mehr abnehmen als ohne Preloading.

Doch das Wassertrinken 30 Minuten vor der Nahrungsaufnahme wirkt sich nicht nur im Hinblick auf die Gewichtsentwicklung positiv aus. Die japanische Wasserkur, die in den vergangenen Jahren stark an Popularität gewonnen hat, empfiehlt das Wassertrinken vor den Mahlzeiten ebenfalls. Dabei geht es aber mehr darum, dass dann beim anschließenden Essen die Magensäfte nicht durchs Trinken verdünnt werden und die Verdauung vom ersten Moment an auf Hochtouren laufen kann. Außerdem sollen so die Nieren geschont werden. Denn das nächste Trinken ist dann erst zwei Stunden nach dem Essen erlaubt. Die Haut, der Magen-Darm-Trakt und das Immunsystem können davon profitieren, außerdem wird der Stoffwechsel aktiviert und die natürliche Entgiftung angekurbelt. Auch bei Erkrankungen wie Gastritis, Verstopfung, Magenproblemen und Bluthochdruck berichten Fans von der positiven Wirkung. Die Gewichtsreduktion ist bei der japanischen Wasserkur eher ein willkommener Nebeneffekt.

Jetzt, da du Bescheid weißt über die Effekte von lauwarmem Wasser vor dem Essen, fällt es dir mit Sicherheit leichter, diesen kleinen Microhabit (siehe Tipp 43) in dein Leben zu integrieren. Es ist nur eine Kleinigkeit, an die du dabei denken musst. Aber sie wird einen großen Unterschied im Hinblick auf deine Gesundheit machen.

Drei Fakten rund ums Wassertrinken

- Ein gesunder Erwachsener gibt pro Tag etwa 2,5 Liter Flüssigkeit ab. 28 Prozent gehen durch Verdunstung und Atmung verloren, 60 Prozent über den Urin. Schweiß steuert weitere acht Prozent Wasserverlust bei.

- Schon ein Flüssigkeitsverlust von nur zwei Prozent beeinträchtigt unsere Denkleistung merklich. Weil dem Blut dabei Wasser entzogen wird, wird das Gehirn nicht mehr ausreichend mit Sauerstoff und Nährstoffen versorgt.

- 0,2 Liter Flüssigkeit kann der Darm pro Viertelstunde aufnehmen. Es lohnt sich also, über den ganzen Tag verteilt zu trinken. Sonst wird der Großteil der Flüssigkeit über die Nieren wieder ausgeschieden, ohne dem Körper überhaupt zur Verfügung gestanden zu haben.[63]

TIPP 70:

Sammle Glückssteinchen

Das Glück liegt in den kleinen Dingen. Denn tatsächlich passieren uns jeden Tag eine Menge wunderbare Kleinigkeiten. Wir merken es nur oft nicht. Würden wir ein bisschen achtsamer werden und diese kleinen Glücksereignisse bewusster wahrnehmen, käme womöglich ein ganzer Glücksmomente-Berg zusammen. Mit unserer kleinen Glückssteinchen-Übung (siehe Infokasten) schulst du Dankbarkeit, Zufriedenheit und Freude am Kleinen und wirst dadurch insgesamt dankbarer und gelassener.

Weil es dein Ziel ist, im Laufe des Tages möglichst viele Glückssteinchen auf Wanderschaft geschickt zu haben, hältst du mehr nach diesen kleinen Glücksmomenten Ausschau und machst sie dir dadurch bewusster. Vor allem wirst du feststellen, was alles ein Glücksmoment sein kann. Die Frau, die dich auf der Straße angelächelt hat. Der Abschiedskuss deines Sohnes, bevor er sich auf den Weg in die Schule gemacht hat. Und hast du bemerkt, dass sich ein Blümchen seinen Weg durch einen Riss im Asphalt gebahnt hat und hellgelb mitten auf dem Bürgersteig leuchtet?

Wenn du deine Glückssteinchen-Übung noch toppen willst, dann schreib am Abend jeden kleinen Glücksmoment auf einen Zettel, falte ihn und steck ihn in ein leeres Glas mit Schraubverschluss, das du im Idealfall noch schön gestaltest. Dein persönliches Glücksglas. Du kannst es fortan immer öffnen, wenn du traurig bist und eine Erinnerung daran brauchst, wie schön das Leben tatsächlich ist! Oder du hebst es dir zum Beispiel bis zu deinem Geburtstag oder Silvester auf und machst dir dann noch einmal bewusst, wie wunderbar dein Jahr war!

Die Glückssteinchen-Übung

Such dir zehn kleine Kieselsteine und steck sie
dir in die rechte Hosentasche. Immer, wenn dir am Tag
etwas Schönes widerfahren ist, lässt du eines der Steinchen in
die linke Hosentasche auf die Herzseite wandern. Das macht dich
aufmerksamer für die kleinen Glücksmomente, und am Abend
wirst du merken, wie viel Schönes dir widerfahren ist.

TIPP 71:

Integriere Apfelessig in deine Ernährung

Von fermentierten Lebensmitteln und ihrer gesundheitsfördernden Wirkung hast du bereits in Tipp 65 gelesen. Doch eines dieser Lebensmittel ist so außerordentlich gesund, dass wir ihm einen eigenen Gesundheitstipp widmen: der Apfelessig. Nachdem er bereits bei unseren Großeltern zur Anwendung kam und dann über Jahrzehnte weitgehend in Vergessenheit geraten war, erlebt er aktuell ein Revival – völlig zu Recht. Um ihn herzustellen, wird zunächst Apfelmost mit Hefepilzen versetzt, die den enthaltenen Zucker vergären und in Alkohol umwandeln. Anschließend sorgen Bakterien dafür, dass der Alkohol weiter vergoren und zu Essigsäure umgewandelt wird. Am Ende liegt eine Flüssigkeit vor, die zwar nur wenige Vitamine und Mineralien enthält, dafür aber Kalium, Aminosäuren und Antioxidantien. Und diese Flüssigkeit, das hat die Wissenschaft längst herausgefunden, bringt für uns Menschen gleich mehrere gesundheitliche Vorteile.

So besteht die Möglichkeit, dass sich durch die regelmäßige Einnahme von Apfelessig gleich mehrere Risikofaktoren für Herz-Kreislauf-Erkrankungen minimieren lassen. In Tierversuchen jedenfalls hat er bereits geholfen, den Cholesterinspiegel, die Blutfettwerte und den Blutdruck zu senken.[64] Studien am Menschen hierzu stehen noch aus. Was hingegen den Einfluss von Apfelessig auf den Blutzuckerspiegel angeht, so ist dieser auch am Menschen ausreichend untersucht: Demnach entfaltet Apfelessig eine starke Wirkung, wenn es darum geht, den Blutzuckerspiegel stabil zu halten. Wenn du vor dem Verzehr von Kohlenhydraten Apfelessig zu dir nimmst, kannst du sowohl die Blutzucker- als auch die anschließende Insulinreaktion signifikant senken.[65] Bei 50 Gramm Weißbrot zum Beispiel verringerst du den anschließenden Blutzuckerspiegel um ein Drittel, wenn du vorher Apfelessig trinkst.

Apfelessig hilft dir auch beim Abnehmen und Schlankbleiben. Zum einen hält er – wie eben schon erwähnt – den Blutzucker- und Insulinspiegel konstant, zum anderen sorgt er für ein Sättigungsgefühl, das dich weniger essen lässt. Bis zu 275 Kalorien am Tag kannst du einsparen, wenn du Apfelessig zu kohlenhydratreichen Mahlzeiten einnimmst. Eine andere Studie kam zu dem Ergebnis, dass übergewichtige Menschen Bauchfett verlieren, ihren Taillenumfang reduzieren, ihren Blutfettgehalt senken und abnehmen, wenn sie jeden Tag einen Esslöffel Apfelessig zu sich nehmen.[66]

Bei allen gesundheitlichen Vorteilen von Apfelessig solltest du aber eines nicht vergessen: Er kann ein wertvoller Baustein in deiner Ernährung sein, er ist aber kein Freifahrtschein für Völlerei. Am Ende kommt es immer darauf an, dass du dich langfristig abwechslungsreich und gesund ernährst, dich ausreichend bewegst und auf deine Entspannung achtest. Einen ungesunden Lebensstil kann auch der beste Apfelessig nicht wettmachen.

So nimmst du Apfelessig am besten zu dir

Rühre einen Esslöffel Apfelessig in ein Glas Wasser ein und trinke ihn morgens nach dem Aufstehen und gern auch vor dem Essen. Eine gute Möglichkeit, Apfelessig sozusagen nebenbei einzunehmen, ist deine Salatsauce. Tausche einfach deinen Essig gegen Apfelessig aus. Er gibt dem Ganzen eine leckere fruchtige Note.

TIPP 72:

Ziehe Öl

Die schlechte Nachricht: Du brauchst ein bisschen Zeit, etwa 20 Minuten, um diesen Gesundheitstipp durchzuführen, und am Anfang wird er dir vielleicht etwas unangenehm sein. Die gute Nachricht: Du kannst ihn gut nebenbei umsetzen, während du zum Beispiel duschst oder dein Frühstück vorbereitest. Außerdem ist er extrem gesund und vor allem dann gut für dich geeignet, wenn du Angst vor dem Zahnarzt hast.

Die Rede ist vom Ölziehen: Es ist sehr wirkungsvoll gegen Zahnfleischbluten, festigt lockere Zähne, sagt Zahnbelag und Karies den Kampf an und sorgt dafür, dass du ein strahlend weißes Lächeln bekommst – oder behältst. Eine Studie des Dental College in Chennai, Indien, aus dem Jahr 2007 bescheinigt eine deutliche Reduktion der Zahnbeläge sowie der Zahnfleischentzündungen nach 45 Tagen. Eine weitere Studie des Dental College belegt, dass sich schon nach einer Woche die Anzahl der Kariesbakterien drastisch reduziert.

Gifte und Säuren werden aus dem Mundraum gezogen, die Durchblutung des Zahnfleischs verbessert und die Selbstheilungskräfte aktiviert: Da auch die Zunge Reflexzonen hat, wirkt das Ölziehen auf die Organe im gesamten Körper und hilft unter anderem auch bei Kopfschmerzen, Bronchitis, Magengeschwüren, Magenschleimhautentzündungen, Herzerkrankungen, Bluterkrankungen, Leber- und Nierenerkrankungen, Thrombose, Schlaflosigkeit, Asthma, Hormonstörungen, Diabetes und Akne.

Die ayurvedische Medizin kennt die Kraft des Ölziehens schon seit mehr als 2000 Jahren. Im Westen richtig bekannt wurde es aber erst in den 1990er-Jahren durch einen Dr. Karach, der das Konzept des Ölziehens bei einem Kongress vorstellte. Er hatte 15 Jahre lang an einer Blutkrankheit gelitten, von der er durch das Ölziehen geheilt worden war. Außerdem, so Karach, habe es ihn binnen drei Tagen von seiner Arthritis befreit.

Du siehst: Ölziehen, auch wenn es etwas gewöhnungsbedürftig sein mag, ist ausgesprochen effektiv. Du solltest dir aber auf jeden Fall die 20 Minuten Zeit nehmen: So lange braucht das Öl, um in die Zahnfleischtaschen zu dringen und die dort ansässigen Bakterien zu besiegen. Führe das Ölziehen am besten gleich morgens nach dem Aufstehen durch. Noch bevor du dein morgendliches Glas Wasser trinkst. Dann ist es am effektivsten!

Ölziehen – so geht's

1. Reinige zunächst mit einem ayurvedischen Zungenschaber deine Zunge. Sie wird dadurch nicht nur gesäubert, sondern du kannst verschiedene Geschmäcker auch viel feiner und sensibler wahrnehmen. Außerdem werden deine Zungen-Reflexzonen dann wieder frei, und die Zunge kann durch das Ölziehen die Organe entgiften.

2. Anschließend nimmst du einen Esslöffel Öl in den Mund. Spüle es 20 Minuten lang hin und her und zieh es auch zwischen die Zähne. Es eignen sich Kokosöl, Sesamöl und Sonnenblumenöl. Du kannst zwischendurch auch mal eine Pause einlegen und das Öl dabei im Mund behalten. Nur schlucken solltest du es auf keinen Fall, denn du ziehst damit ja Giftstoffe aus dem Körper, die du ansonsten wieder hinunterschlucken würdest.

3. Zum Schluss spuckst du das Öl in ein Papiertuch und spülst mehrfach mit Wasser nach. Anschließend putzt du dir gründlich die Zähne!

TIPP 73:

Umarme deine Mitmenschen

Spätestens seit wir Corona-bedingt wochen- und monatelang Abstand voneinander halten sollten, wissen wir, wie wohltuend eine Umarmung sein kann. Das ist nicht nur unser subjektives Empfinden, sondern längst wissenschaftlich bewiesen. Deshalb lautet einer unserer wichtigsten und liebsten schnellen Gesundheitstipps: Umarme deine Mitmenschen!

Körperlicher Kontakt mit anderen Menschen ist für uns fundamental, ein Überleben ohne ist fast nicht möglich. Es gibt kaum einen Lebensbereich, der nicht von Berührungen, Umarmungen und Massagen profitiert. Das liegt daran, dass unser größtes Organ, die Haut, Millionen von Rezeptoren enthält, die auf Berührung reagieren. Wir spüren Wärme und Kälte, verschiedene Strukturen und Texturen. Wir spüren über die Haut Druck und sogar die Richtung und Geschwindigkeit von Berührungen. Jedes Mal, wenn sie etwas wahrnimmt, schickt sie Signale über unsere Nervenbahnen ans Gehirn. Das Spannende: Nicht nur Informationen über das »Dass« werden vermittelt, sondern auch über das »Wie«. Unsere Schaltzentrale im Kopf kann die Berührung emotional bewerten: Fühlt sich der Kontakt mit unserer Haut angenehm oder unangenehm an? Verbinden wir etwas Positives oder etwas Negatives damit?

So lösen Berührungen Gefühle aus, die bei relativ sanften und langsamen Streichelbewegungen zur Ausschüttung des Glückshormons Oxytocin führen. Auch Endorphine sind mit im Spiel, die dafür sorgen, dass sich Atmung und Herzschlag verlangsamen und Stresshormone abgebaut werden. Der ganze Körper entspannt sich, und ein Wohlgefühl setzt ein. Wissenschaftlich betrachtet reicht der Einfluss von Berührung noch viel weiter: Moralisch sehr fragwürdige Studien mit Heimkindern haben herausgefunden, dass diese einen geringeren IQ aufweisen, mehr psychische Probleme entwickeln, Schwierigkeiten mit familiärer Bindung haben und eine veränderte Gehirnchemie aufweisen, wenn sie zu wenig Körperkontakt zu anderen Menschen haben. Studien mit Erwachsenen haben gezeigt, dass früher stirbt und öfter krank wird, wer einsam ist und allein lebt.[67]

Dabei muss es nicht zwingend ein Mensch sein, mit dem die Berührung zustande kommt. Das Streicheln von Hunden zum Beispiel hat ähnliche Effekte. Wichtig ist dabei nicht die Berührung allein, sondern die emotionale Verbindung damit. Nur wenn wir Umarmen & Co. als angenehm empfinden, kann es sich positiv auf uns auswirken und sogar unser Immunsystem stärken oder Schmerzen lindern. Dafür reichen schon 20 Sekunden am Tag. Es darf aber auch gern mehr sein. Denn hier gilt wie bei etlichen anderen Gesundheitstipps: Viel hilft viel.

Drei Funfacts über Umarmungen

- Die längste Umarmung der Welt dauerte 26 Stunden, 26 Minuten und 26 Sekunden.
- Der Internationale Tag der Umarmung – auch bekannt unter dem Namen »Weltknuddeltag« – findet jedes Jahr am 21. Januar statt.
- Eine Faustregel besagt: Wir brauchen vier Umarmungen am Tag, um zu überleben, acht, um stabil zu bleiben, und zwölf, um uns weiterentwickeln zu können.

TIPP 74:

Bürste deinen Körper

Unsere Haut wird meistens mit Schönheit in Verbindung gebracht: Wir sorgen uns, wenn wir Pickel haben oder Falten bekommen oder wenn sich an den Oberschenkeln die gefürchteten Dellen bilden – Cellulite. Vor allem jedoch ist die Haut unser größtes Organ und spielt damit nicht nur für die Schönheit, sondern auch für die Gesundheit eine riesengroße Rolle: Über sie werden Säure und Gifte aus deinem Körper ausgeschieden.

Das klappt aber nicht immer so gut, wie es sollte: Chemische Pflegemittel legen sich wie ein Film auf die Haut und hemmen die Entgiftung ebenso wie abgestorbene Hautpartikel, die nicht schnell genug von der Haut abfallen. Dagegen hilft eine Bürstenmassage: Sie öffnet die Poren der Haut, reinigt, regt die Durchblutung und den Lymphfluss an, erhöht die Ausscheidung der Giftstoffe und bringt Kreislauf und Immunsystem in Schwung. Angenehmer Nebeneffekt: Deine Haut wird rosig und weich – und die unschönen Dellen können die Bürstenmassage auch ganz und gar nicht leiden. Am besten baust du die Bürstenmassage in deine morgendliche Routine ein. Da sie anregend wirkt, ist sie am Abend fehl am Platz und kann zu Einschlafproblemen führen.

Wenn du den maximalen Effekt willst, bürstest du deinen Körper mit einer speziellen Trockenbürste ab und stellst dich danach unter die kalte Dusche, wo dann die abgebürsteten Hautschüppchen gleich weggespült werden. Macht garantiert fit für den Tag, und du hast dir schon jede Menge Gutes getan![68]

Bürstenmassage – so geht's

Fang mit der Außenseite deines rechten Fußes an und arbeite dich in kreisenden Bewegungen langsam über die Kniekehlen nach oben bis zu Oberschenkel und Po. Massiere anschließend die Innenseite deiner Beine, beginne auch hier beim Fuß und arbeite dich nach oben. Wechsle anschließend die Seite. Vergiss deine Leisten nicht, hier sitzt ein wichtiger Lymphknotenpunkt.

Jetzt sind deine Arme dran: Beginne am rechten Handrücken und bürste an der Außenseite deines Arms bis zu den Schultern. Es folgt die Innenseite, dann wechselst du die Seite. Die Achselhöhle solltest du nicht auslassen, denn auch hier sitzt ein wichtiger Lymphknotenpunkt.

Massiere kreisförmig deinen Bauch und dann die Brust – spare die empfindlichen Brustwarzen aus.

Nun ist der Rücken dran, wofür du eine Bürste mit langem Stiel brauchst. Massiere auch hier mit kreisförmigen Bewegungen.

Wenn du möchtest, kannst du mit einer speziellen weichen Bürste auch noch dein Gesicht mit kleinen, kreisenden Bewegungen massieren.

TIPP 75:

Verzichte auf freien Zucker

Bei Gesundheit im Alltag geht es nicht so sehr darum, was wir noch zusätzlich tun können. Die viel wichtigere Frage ist: »Was können wir weglassen?« Und da ist schnell ein »Lebensmittel« ausgemacht, das diesen Namen völlig zu Unrecht trägt: freier Zucker. Dazu gehören neben sogenannten Monosacchariden (Einfachzucker) wie Glucose und Fructose und den Disacchariden (Zweifachzucker) wie Haushaltszucker auch Honig, Sirup und Fruchtsäfte.

Wir nehmen jeden Tag große Mengen an Zucker zu uns, oft mehr, als uns bewusst ist. Denn er steckt nicht nur in Marmelade, Schokocreme und Speiseeis, wo wir damit rechnen. Besonders reich an Zucker sind unter anderem auch Fertigpizza, verschiedene Wurstwaren, fertige Müslimischungen, Saucen und Dips, Fruchtjoghurts, Softdrinks, fettreduzierte Produkte, Brot und Brötchen und vieles mehr.

Warum wir darauf verzichten sollten? Weil der darin enthaltene Zucker ausschließlich aus leicht verdaulichen Kohlenhydraten – aka Energie – besteht und keinerlei lebenswichtige Nährstoffe liefert. Bestimmt hast du in diesem Zusammenhang schon mal von »leeren Kalorien« gehört. Übergewicht und Karies können die unangenehmen Folgen sein, aber auch Störungen des Fettstoffwechsels, Bluthochdruck und Herz-Kreislauf-Erkrankungen. Das Tückische: Weil Zucker im Gehirn wie eine sanfte Droge wirkt und unser Belohnungssystem aktiviert, wollen wir immer mehr davon haben und kommen mit unserer Willenskraft allein kaum dagegen an. Da hilft nur der kalte Entzug.

Und der ist gar nicht so schwer zu bewerkstelligen, wie er klingen mag. Fang doch einfach damit an, bei Lebensmitteln, die du kaufst, einen kritischen Blick auf die Zutatenliste zu werfen. Du wirst staunen, dass nicht nur im Ketchup jede Menge Zucker versteckt ist (ca. sieben Stück Würfelzucker pro 100 Gramm), sondern auch im Senf. Je nach Sorte steht er der Tomatensauce im Zuckergehalt kaum nach. Mache außerdem einen Bogen um Fertigprodukte. Wenn du die einzelnen Zutaten einkaufst und daraus leckere Gerichte zubereitest, hast du die volle Kontrolle darüber, ob und wenn ja wie viel Zucker darin enthalten ist. Anstelle von Fruchtsäften, Schorlen, Energydrinks und Softdrinks solltest du über den Tag verteilt hauptsächlich zuckerfreie Getränke trinken – Wasser, Tee oder Kaffee.

Das passiert nach ...

... einem Tag ohne Zucker: Eventuell fehlt es an Energie, und die Lust auf Süßes kann groß sein. Körperlich passiert zunächst aber nichts, selbst ein zuckeradaptierter Stoffwechsel hält es auch mal einen Tag ohne aus.

... einer Woche ohne Zucker: Nach drei bis vier Tagen ohne Zucker stabilisiert sich der Blutzuckerspiegel, der Stoffwechsel wird entlastet. Auch erste Pfunde purzeln, weil die zuckerfreie Ernährung weniger Kalorien liefert. Doch die Lust auf Süßes kann immer noch groß sein.

... einem Monat ohne Zucker: Jetzt lassen sich die körperlichen Verbesserungen messen. Entzündungen im Körper heilen, Hautunreinheiten bessern sich, das Herz schlägt ruhiger, der Blutdruck bleibt stabil, das Gewicht sinkt, die allgemeine Fitness verbessert sich. Das Gehirn ist von seiner Zuckersucht geheilt.

TIPP 76:

Trinke Ingwer-Zitronen-Wasser

Dass du viel trinken sollst, weißt du ja, wenn du bis hierher gelesen hast. Und du weißt auch, dass es nicht egal ist, was du trinkst, und dass du zuckerhaltige Getränke am besten meidest. Bekannt ist dir bestimmt auch, dass Wasser das Nonplusultra ist.

Dem Ganzen kannst du aber ganz leicht noch eine Krone aufsetzen, indem du Ingwer-Zitronen-Wasser daraus machst. Damit bringst du Kreislauf und Verdauung in Schwung und regst deine Durchblutung an. Wenn du erkältet bist – oder alle um dich herum eine Schniefnase haben, du aber keine bekommen möchtest –, leistet die Knolle ebenfalls gute Dienste. Ingwer wirkt antibakteriell und entzündungshemmend und verhindert die Verbreitung einiger Viren ebenso wie Brechreiz.

Die Wunderwurzel ist reich an Vitamin C und Mineralstoffen wie Magnesium, Kalzium, Eisen, Natrium und Kalium. Die Zitrone, die du dem Wasser beigibst, versorgt dich mit einem zusätzlichen Schuss Vitamin C. Neben den oben beschriebenen positiven Effekten auf die Gesundheit macht Ingwer-Zitronen-Wasser auch schön: Da es den Stoffwechsel in Schwung bringt und entschlackend wirkt, hilft es beim Abnehmen und sorgt für eine straffe Haut und einen frischen Teint.

Für die Zubereitung brauchst du gar nicht viel: einen Liter Wasser, ein Stück Bio-Ingwer und eine Zitrone. Du kannst das Wasser auch mit herkömmlichem Ingwer zubereiten, das hat allerdings zwei Nachteile: Da sie sehr wahrscheinlich mit Pestiziden behandelt wurde, musst du die Knolle dann schälen und verlierst damit viele wertvolle Inhaltsstoffe, die sich direkt unter der Schale befinden. Und Zeit verlierst du auch, denn aufgrund der Form des Ingwers ist das Schälen der Wurzel eine ziemliche Fummelei.

Ungeschält geht's aber ganz schnell: Dein Ingwerwasser kannst du vollkommen problemlos vorbereiten, während du das Frühstück machst. Du schneidest von dem Ingwer zehn bis 15 dünne Scheiben ab, gibst sie mit dem Wasser in den Topf und lässt alles etwa 20 Minuten köcheln. Währenddessen kannst du die Zitrone auspressen. Ihren Saft solltest du allerdings erst dann ins Wasser geben, wenn dieses etwas abgekühlt ist, sonst werden die wertvollen Vitamine zerstört. Sobald das Ingwerwasser nur noch warm und nicht mehr heiß ist, gibst du den frischen Zitronensaft dazu. Die Ingwerscheiben kannst du im Wasser lassen oder entfernen, wie du es lieber magst. Lass es dir schmecken!

Weitere Ideen für Detox-Wasser

Ingwer-Zitronen-Wasser ist auf jeden Fall das ultimative Gesundheitsgetränk. Aber wenn du die Abwechslung liebst, kommt hier noch ein weiteres leckeres Getränk, mit dem du abwechseln kannst:

Brennnessel-Wasser

Klingt erst mal schräg, ist aber sehr gesund (und schmeckt mit einem Spritzer Zitrone sogar richtig lecker!). Sammle 50 Gramm junge Brennnesselblätter - das sind die von Pflanzen, die noch nicht geblüht haben - mit Handschuhen. Du weißt ja: Die piksen! Gib sie in einen Liter frisches Wasser. Lass sie 4 bis 5 Stunden ziehen und verfeinere das Wasser anschließend mit Zitrone. Schneller geht es, wenn du einen Tee daraus machst und die Brennnesseln mit heißem Wasser aufgießt. Damit unterstützt du unter anderem ganz unkompliziert die Arbeit deiner Niere und die Entgiftung deines Körpers.

TIPP 77:

Nutze die Hausarbeit für Sport

Hast du schon mal deinen Grundumsatz berechnet? Das ist die Anzahl an Kalorien, die dein Körper verbraucht, wenn du nichts tust. Würdest du den ganzen Tag bei 28 °C Zimmertemperatur im Bett liegen, dann wäre das die Energie, die dein Körper benötigt, um deine lebenswichtigen Funktionen aufrechtzuerhalten: Atmung, Blutkreislauf, Stoffwechsel, Wärmeregulierung und so weiter.

Einen guten Richtwert, wie viele Kalorien dein Körper auf jeden Fall jeden Tag verbraucht, erhältst du, wenn du dein Körpergewicht mit 24 multiplizierst. Wiegst du also 60 Kilogramm, kannst du davon ausgehen, dass dein Grundumsatz bei ungefähr 1440 Kalorien liegt. Das können natürlich nur Näherungswerte sein, denn Faktoren wie Alter, Gesundheitszustand, Körpergröße, Geschlecht und so weiter beeinflussen diese Zahlen. Aber so erhältst du zumindest eine grobe Vorstellung davon, wie viel Energie dein Körper zum Überleben braucht. Und da haben wir noch nicht von Bewegung gesprochen.

Sobald du aufstehst und anfängst, dich zu bewegen, steigt dein Energiebedarf. Wenn du nur in die Küche schlappst und dir einen Kaffee machst, steigt er nur ein bisschen. Wenn du in die Laufschuhe springst und joggen gehst, steigt er stärker. Die Energiemenge, die du mit Aktivität verbrennst, heißt »Leistungsumsatz«. Zusammen mit deinem Grundumsatz ergibt er den »Gesamtumsatz« deines Energiebedarfs. Das ist wichtig. Denn stark vereinfacht lässt sich sagen: Wenn du mehr Kalorien zu dir nimmst, als dein Gesamtumsatz verlangt, nimmst du zu. Wenn du weniger Kalorien zu dir nimmst, nimmst du ab.

So, und nachdem wir das geklärt hätten, willst du bestimmt wissen, wie du deinen Gesamtumsatz schnell und unkompliziert steigern kannst. Eine Möglichkeit dafür – neben Sport natürlich – lautet: Hausarbeit! Denn Experten sind davon überzeugt, dass auch solche unstrukturierten Aktivitäten zu gesundheitlichen Vorteilen führen. Auf die 150 bis 300 Minuten Bewegung, die uns die Weltgesundheitsorganisation WHO wöchentlich empfiehlt, kannst du sie zwar nicht anrechnen. Aber einen wertvollen Beitrag zu mehr Fitness und Wohlbefinden leisten sie doch.

Studien[69] legen zum Beispiel nahe, dass bereits eine halbe Stunde Gartenarbeit rund 200 Kalorien verbrennt. Doch du musst nicht gleich zum Spaten greifen. Wenn du eine halbe Stunde staubsaugst, die Betten neu beziehst oder die Fußböden wischst, schlägt das mit rund 100 Kalorien zu Buche. Hast du eine Stunde lang Fenster geputzt, ist der Energiegehalt von zwei mittleren Bananen verbraucht. Auch das Aufräumen deiner Wohnung, bei dem du Dinge vom Boden aufhebst und hin und her läufst, hilft dir beim Fitbleiben, ebenso wie das Bügeln oder das Abspülen. Wenn du also das nächste Mal nach Gründen suchst, warum gerade kein guter Zeitpunkt für Hausarbeit ist, denk daran, dass du damit auch etwas für deine schlanke Linie tust.

Kalorienverbrauch pro 30 Minuten (ca.-Angaben)

Auto waschen: 129	Schnee schippen: 195
Böden schrubben: 129	Staub wischen: 85
Fenster putzen: 117	Streichen: 165
Kochen: 73	Stricken: 48
Rasen mähen: 202	Umzug: 184
Reifen wechseln: 122	

TIPP 78:

Aktiviere deinen Vagusnerv

Erst mal tief durchatmen! Das machst du bestimmt schon ganz automatisch, wenn es mal stressig wird. Damit tust du dir unbewusst jede Menge Gutes, denn tiefes Durchatmen aktiviert den Vagusnerv. Und den kann man gut und gern als Wundernerv bezeichnen. Er ist der zehnte und längste der zwölf Gehirnnerven, Teil des Parasympathikus und verläuft vom Kopf über den Hals und die Brust zu Herz, Nieren, Leber und Milz. Er ist auch als »Erholungs-« oder »Ruhenerv« bekannt, hilft dem Körper, sich zu regenerieren, und ist an der Funktion von fast jedem deiner Organe beteiligt. Im Grunde könnte man ihn auch als Schaltstelle zwischen Kopf und Organen bezeichnen. Seine Hauptaufgaben sind Entspannung, Ruhe, Erholung – und Verdauung. Wenn er aktiv ist, haben wir weniger Angst und können besser mit Stress umgehen. Mehr noch: Über diesen Nerv können wir unsere Selbstheilungskräfte aktivieren. Außer dem tiefen Durchatmen gibt es noch eine ganze Reihe anderer Übungen, die den Nerv stimulieren und dazu führen, dass dein Blutdruck und deine Herzfrequenz sinken, dein Immunsystem gestärkt und deine Verdauung angeregt wird.[70] Was das für Übungen sind, verraten wir dir im Infokasten.

Tricks, um den Vagusnerv zu stimulieren

1. Leg deine Hände rechts und links außen an deinen Hals zwischen Ohr und Schultern und massiere mit sanften, kreisenden Bewegungen.

2. Dreh deinen Kopf langsam nach links und fixiere einen Gegenstand in unmittelbarer Nähe. Dreh nun den Kopf nach rechts und betrachte auch hier etwas, das sich dicht vor deinem Gesicht befindet. Einige Male wiederholen.

3. Zieh die Augenbrauen hoch und versuche dabei, mit den Ohren zu wackeln.

4. Nimm einen großen Schluck Wasser, leg den Kopf in den Nacken und gurgle kräftig.

5. Trällere lauthals deine Lieblingssongs – bevorzugt solche, die reich an Vokalen sind. Die Vibration deiner Stimme aktiviert den Nerv.

6. Streck einen Finger der rechten und einen der linken Hand in unterschiedlicher Entfernung vor dir aus und betrachte diese in rascher Abfolge abwechselnd, wobei du deine Augen auf den jeweiligen Finger scharf stellst.

7. In der unteren Ohrmuschel gibt es einen Akupressur-Punkt, der mit dem Vagusnerv verbunden ist. Er liegt genau in der Kuhle deines Ohrläppchens. Drück ihn für 30 Sekunden und lass ihn dann wieder los. Wiederhole die Übung mehrmals.

TIPP 79:

Putz die Zähne nach dem Essen

»Nach dem Essen? Zähne putzen nicht vergessen!« Diesen Spruch hast du in deinem Leben bestimmt schon viele Male gehört, vor allem, als du noch ein Kind warst. Hättest du damals, als du unter Protest ins Bad getapst bist, gedacht, dass dir das Zähneputzen später einmal beim Schlank- und Gesundbleiben helfen würde? Vermutlich nicht.

Doch eine japanische Studie belegt, dass Menschen, die regelmäßig nach dem Essen ihre Zähne putzen, schlanker sind als ihre Mitmenschen. Das hat zwar nicht direkt etwas mit der Zahnhygiene zu tun, sondern eher damit, dass die Oftputzer grundsätzlich besser auf ihre Gesundheit achten als die Seltenputzer. Trotzdem ist der Zusammenhang interessant.[71]

Tatsächlich ist es so, dass das Menthol in der Zahnpasta – ähnlich wie frische Pfefferminze, Kaugummi oder Minzöl – den Appetit hemmt und dabei helfen kann, Heißhungerattacken und die Lust auf Süßes zu bekämpfen. Hinzu kommt, dass der Griff zur Zahnbürste dem Gehirn signalisiert, dass das Essen nun beendet ist und es keinen Nachtisch geben wird. Das Verlangen nach Essbarem wird dadurch gesenkt.

Und weil das Zähneputzen eine Tätigkeit ist, für die du Energie aufwendest, verbrennst du dabei auch mehr Kalorien, als wenn du nur auf der Couch sitzt. Die bis zu 10 verbrauchten Kalorien fallen zwar auf den ersten Blick nicht groß ins Gewicht, aber sie summieren sich bei dreimal Zähneputzen am Tag auf stolze 10950 Kalorien pro Jahr. Das sind rund 1,5 Kilogramm Körperfett, die du allein dadurch geschmolzen hast. Der Effekt lässt sich erhöhen, wenn du beim Schrubben auf einem Bein stehst und wippst. Dann landest du nämlich bei 45 Kalorien pro Zahnputzeinheit. Manchmal sind es eben die kleinen Dinge, die einen großen Unterschied machen.

Drei Mythen rund ums Zähneputzen

Zähne müssen direkt nach dem Essen geputzt werden

Das ist falsch. Vor allem, wenn du Obst gegessen oder Fruchtsaft getrunken hast, solltest du mit dem Zähneputzen 30 Minuten warten. Denn dein Zahnschmelz ist unmittelbar nach dem Essen aufgrund der enthaltenen Säure weicher und kann beim Zähneputzen angegriffen werden.

Zähne lassen sich durch festes Schrubben am besten reinigen

»Viel hilft viel« mag in vielen Lebensbereichen gelten, beim Zähneputzen nicht. Wenn du zu fest aufdrückst, strapazierst du deine Zähne und dein Zahnfleisch. Freiliegende Zahnhälse, verletztes Zahnfleisch und geschädigter Zahnschmelz können die Folgen sein.

Kaugummikauen ersetzt das Zähneputzen

Zuckerfreie Kaugummis regen zwar den Speichelfluss an und unterstützen damit die Verdauung sowie die Abwehr von Viren und Bakterien. Das Zähneputzen ersetzen können sie aber nicht. Schädliche Beläge können nur durch Zahnbürste, Zahncreme, Zahnseide & Co. beseitigt werden.

TIPP 80:

Spring auf dem Trampolin

Leg deine Lieblingsmusik auf, zieh deine Schuhe und deine Strümpfe aus – und ab aufs Trampolin. Wenn du keines hast, ist das eine Anschaffung, über die du dringend nachdenken solltest. Es muss kein riesiges Gartentrampolin sein; ein kleines Minitrampolin für deine Wohnung tut es auch. Da sich die Beine leicht abschrauben lassen, kannst du es außerhalb des Trainings platzsparend verstauen. Wenn du Trampolin springst, ist es völlig egal, ob du fünf Minuten Zeit hast oder eine Stunde, ob du dick bist oder dünn, sportlich oder unsportlich: Beim Training befindest du dich in einem Zustand der Schwerelosigkeit, dein Gewicht wird gewissermaßen ausgehebelt. Du schwebst durch die Luft, und wenn du wieder auf der Sprungmatte landest, ist das nicht, wie zum Beispiel beim Joggen, ein harter Aufprall. Du wirst gelenkschonend aufgefangen und schwebst im nächsten Moment schon wieder durch die Luft. Du trainierst fast jeden Muskel im Körper, aktivierst Herz und Lunge, förderst deine Durchblutung und regst den Lymphfluss an, was deinen Körper entgiftet. Außerdem versorgst du jede einzelne Körperzelle mit Sauerstoff und Nährstoffen und schüttest jede Menge Endorphine aus. Das macht glücklich!

Hinsichtlich der Sauerstoffversorgung ist das Trampolinspringen ebenso effektiv wie das Joggen. Das berichteten Forscher im *Journal of Applied Physiology* bereits 1980. Im Gegensatz zum Joggen ist das Trampolinspringen aber auch gut für die Gelenke. Und das nicht nur, weil du harte Aufpralle verhinderst: Deine Gelenke brauchen Bewegung, um mit Nährstoffen versorgt zu werden. Wer sich nicht bewegt, riskiert eine Unterversorgung, und dann sind Probleme vorprogrammiert. Durch das Trampolinspringen werden Nährstoffe, Wasser und Sauerstoff auf schonende Weise zum Gelenk transportiert, Schmerzen lassen nach, Entzündungen klingen ab. Auch für deine Knochen ist dieses Training gut: Schließlich werden sie so mit Mineralstoffen versorgt und gestärkt. Deine Knochendichte nimmt zu.

Beim Training bist du ganz frei: Du kannst einfach nur auf- und abfedern, du kannst aber auch verschiedene Gymnastik-Übungen absolvieren: Hampelmann, Beine beim Springen überkreuzen, abwechselnd ein Bein sehr weit nach oben ziehen, als würdest du sehr hohe Stufen hinaufsteigen – der Fantasie sind keine Grenzen gesetzt, und du wirst schnell merken, was dir guttut und Spaß macht.

Wichtig ist wie immer auch hier, viel zu trinken: Du weißt vielleicht, dass deine Bandscheiben größtenteils aus Wasser bestehen. Bei jedem Sprung auf dem Trampolin werden sie leicht zusammengedrückt und anschließend wieder auseinandergezogen. Wenn im Körper nun ausreichend Flüssigkeit gespeichert ist, können deine Bandscheiben sich während des Trainings mit Wasser vollsaugen und somit ihre Flexibilität zurückerlangen. Und das gilt nicht nur für die Bandscheiben, sondern für jede einzelne Zelle: Wenn dein Körper in der Luft schwebt, also schwerelos ist, dehnt er sich leicht aus. Wenn er dann wieder die Matte berührt, zieht er sich zusammen. Es entsteht also ein ständiges Wechselspiel von Ausdehnen und Zusammenziehen. Man kann auch sagen: Es ist wie ein Atem. Und dieser Atem trainiert eben nicht nur den ganzen Körper, sondern versorgt ihn auch mit Sauerstoff und Nährstoffen – bis in die letzte Zelle hinein.[72]

TIPP 81:

Stell dich auf den Kopf

Wenn im Schulsport der Kopfstand an der Reihe war, trennte sich die Spreu schnell vom Weizen. Die einen schwangen galant ihre Beine in die Höhe und standen gerade wie eine Kerze. Die anderen – dazu zählten wir und die meisten unserer Mitschüler – mussten von denen, die Hilfestellung geben sollten, mühsam in die Höhe gehievt werden. Hätten wir damals schon gewusst, wie gesund es ist, die Welt immer wieder einmal im wahrsten Sinne des Wortes auf den Kopf zu stellen, hätten wir uns vielleicht mehr Mühe gegeben.

Eine Herausforderung wäre der Kopfstand natürlich trotzdem geblieben. Denn er ist – mentale Einstellung hin oder her – gar nicht so einfach. Doch wer ihn schafft, trainiert den Gleichgewichtssinn und entlastet die Wirbelsäule. Denn die ist beim Stehen und beim Sitzen vor allem im Lendenbereich starkem Druck ausgesetzt, der beim Kopfstand ausgehebelt ist. Die Umkehrhaltung stärkt außerdem Arme, Schultern und Nacken und bewahrt dich vor Rückenschmerzen, sobald du wieder festen Boden unter den Füßen hast. Auch was deine Durchblutung angeht, tust du deinem Körper Gutes. Das Blut fließt dank Erdanziehung quasi von allein zum Herz, was den Muskel entlastet.

Apropos Entlastung: Auch bei Durchblutungsstörungen sowie Venenverstopfung soll der Kopfstand helfen und Krampfadern vorbeugen. Vor allem Yogis, die den Kopfstand üben, berichten, dass ihr Gehirn dabei besser durchblutet wird und sie sich danach wacher, fitter und konzentrierter fühlen. Hier allerdings streiten sich die Wissenschaftler, ob es sich dabei um einen messbaren Effekt oder doch nur um einen subjektiven Eindruck handelt. Viele Yogis trainieren trotzdem das Kopfstehen, um in einen Zustand der geistigen Ausgeglichenheit und Klarheit zu kommen. Weil sie dabei ihren Fokus auf einen tiefen, gleichmäßigen Atem legen, reduzieren sie Ärger, Angst und Stress. Mut und Selbstvertrauen werden hingegen gestärkt.

Bei all den Vorteilen für deine Gesundheit ist und bleibt der Kopfstand eine Übung, bei der du Achtsamkeit walten lassen solltest. Überfordere dich nicht und sei vor allem dann vorsichtig, wenn du Nacken- oder Rückenbeschwerden hast. Damit deine Halswirbelsäule keinen Schaden nimmt, lohnt sich die gute alte Hilfestellung, die damals im Sportunterricht deine Mitschüler übernommen haben. Unter professioneller Anleitung zum Beispiel eines Yogalehrers ist die Umkehrhaltung aber kein Hexenwerk.

Andere Umkehrpositionen, die wirken

Es muss nicht gleich der Kopfstand sein. Auch andere Umkehrhaltungen haben ähnliche Effekte auf den Körper. Leg dich zum Beispiel auf deinem Bett auf den Rücken und rutsche mit dem Po an die Wand, sodass du deine Beine im 90-Grad-Winkel nach oben ausstrecken kannst. Halte die Position so lange, wie sie dir angenehm ist.

Du kannst auch einfach abhängen: Leg dich ebenfalls wieder mit dem Rücken auf dein Bett, und zwar so, dass du den Kopf über die Kante nach unten hängen lassen kannst. Polstere dabei harte Stellen mit einem Kissen ab, damit du dir nicht wehtust, und achte darauf, dass du deinen Nacken nicht überdehnst. Auch so kannst du deinen Kopf und dein Gehirn optimal durchbluten.

TIPP 82:

Trinke Kaffee

Gehört Kaffee zu einer gesunden Lebensweise oder nicht? An dieser Frage scheiden sich die Geister. Und das nicht erst seit heute, sondern schon seit vielen Jahren. Kein Wunder, wenn man bedenkt, dass wir Deutschen jedes Jahr rund 160 Liter davon trinken, verteilt auf mehr als 1000 Tassen. Da möchte man doch schon gern wissen, ob das so in Ordnung geht oder ob das großer Mist ist, was wir da tun.

Aktueller Stand der Wissenschaft ist: Zwei bis drei Tassen Kaffee am Tag sind gesund! Das haben – nicht zum ersten Mal – Forscher vom Baker Heart and Diabetes Research Institute im australischen Melbourne herausgefunden.[73] Demnach sind Kaffeegenießer einem geringeren Risiko für Herz-Kreislauf-Erkrankungen ausgesetzt und profitieren von einer längeren Lebenserwartung als Menschen, die keinen Kaffee trinken. Dabei ist es unerheblich, ob du das Heißgetränk mit gemahlenem Pulver, Instantpulver oder auch in der entkoffeinierten Variante zubereitest. Alle drei wirken sich ähnlich auf den Gesundheitszustand aus. Die positive Wirkung geht also nicht auf das Koffein des Kaffees zurück, sondern auf seine mehr als 100 weiteren biologisch aktiven Komponenten.

Das ist beruhigend für alle jene von uns, die zwar gern Kaffee trinken, dabei aber immer ein schlechtes Gewissen haben. Schließlich haben wir alle irgendwann mal irgendwo gehört oder gelesen, dass das Heißgetränk ungesund ist. Heute allerdings weiß man, dass Studien, die in den vergangenen Jahren zu diesem Ergebnis kamen, oft nicht berücksichtigten, dass viele Kaffee-Vieltrinker gleichzeitig auch Raucher sind und grundsätzlich einen weniger gesunden Lebensstil pflegen. Das verfälschte die Forschungsergebnisse und trug zum schlechten Ruf des Kaffees bei.

Wir wissen natürlich nicht, ob du gern Kaffee trinkst oder nicht. Wir für unseren Teil sind der Meinung, dass ein Leben ohne Kaffee zwar durchaus möglich, aber nur wenig sinnvoll ist.

Bulletproof Coffee

Für den kugelsicheren Kaffee wird frisch gebrühter Kaffee (1 Tasse) mit einer großen Menge Fett in Form von Weidebutter (1 EL) und einem Kokosöl namens MCT-Öl (1 EL) gemixt und getrunken.

Damit verlängern Intervallfastende oder Menschen, die sich ketogen ernähren, ihre Fastenphase, die mit dem Abendessen begonnen und die ganze Nacht bis in die späten Morgenstunden hinein angedauert hat.

Der Bulletproof Coffee besteht ausschließlich aus Fett und Kaffee. Er macht satt, hat aber keinen Einfluss auf den Blutzuckerspiegel. Der Körper bleibt also im Fastenmodus. Mit einem Frühstück im eigentlichen Sinn hat der Bulletproof Coffee nichts zu tun. Wer ihn trinkt, hatte ohnehin nicht vor, zu frühstücken.

TIPP 83:

Reg deinen Lymphfluss an

Dein Körper hält nicht nur rund um die Uhr den Blutkreislauf in Schwung, sondern auch das Lymphsystem. Hier werden jeden Tag rund zwei Liter der wässrigen, leicht milchig getrübten Gewebeflüssigkeit transportiert. In ihr enthalten sind Elektrolyte, Eiweiße, weiße Blutkörperchen und sogenannte Chylomikronen, tropfenförmige Fettpartikel. Sie übernimmt – vereinfacht ausgedrückt – die Funktion einer Müllabfuhr deines Körpers. Was das Lymphsystem vom Blutkreislauf unterscheidet, ist die Tatsache, dass es nicht in sich geschlossen ist. Es verfügt über feine Verästelungen. Dort, wo sich Lymphbahnen kreuzen, liegen die Lymphknoten. Du kannst sie dir als eine Art Spülmaschine vorstellen: Hier werden Viren, Bakterien und Zellreste zerstört, bevor die Lymphe weiterfließt. Diese wertvolle Substanz am Fließen zu halten, ist also unbedingt sinnvoll. Sonst kann es sein, dass Arme und Beine anschwellen, weil sich Flüssigkeit in den Verästelungen ansammelt und sich sogenannte Lymphödeme bilden. Das passiert vor allem dann, wenn wir zu viel sitzen und zu viel stehen. Enge Kleidung und Nahrung, die wassereinlagernd wirkt und Entzündungen fördert, weil sie beispielsweise reich an Zucker, Weißmehl oder Konservierungsstoffen ist, tun ihr Übriges.

Doch du kannst jeden Tag etwas dafür tun, die Arbeit deines Lymphsystems zu unterstützen, ohne dass du dafür eine Physiotherapeuten-Ausbildung brauchst.

Von der »Venenpumpe« hast du vielleicht schon mal gehört. Sie ist unter anderem dazu da, den Lymphfluss anzuregen. Du aktivierst sie automatisch beim Treppensteigen, aber auch wenn du auf der Stelle trittst. Dafür rollst du im Stehen abwechselnd von der Ferse auf die Fußballen und zurück. Außerdem kannst du auf den Füßen schaukeln; das geht sogar im Sitzen. Beim seitlichen Beinheber – ebenfalls eine hilfreiche Übung – hebst du deine Beine abwechselnd gestreckt zur Seite.

Um im Rumpf die Lymphe zum Fließen zu bringen, eignet sich das gute alte »Apfelpflücken«. Du stellst dich aufrecht hin und greifst mit den Armen ganz weit nach oben, so, als wolltest du von einem unsichtbaren Baum einen leckeren rotbackigen Apfel pflücken. Dann ziehst du die Hand wieder mit geschlossener Faust zurück zum Oberkörper. Das Ganze wiederholst du zehnmal auf jeder Seite. Dann holst du dir 20 imaginäre Äpfel, die vor dir hängen, und greifst nach vorn. Auf dem Rückweg ziehst du deine Ellbogen so weit wie möglich zurück. Verschränke anschließend die Finger beider Hände, als wolltest du beten, und lass sie miteinander aus dem Handgelenk heraus in beide Richtungen kreisen.

Was du sonst noch für deinen Lymphfluss tun kannst

- Beweg dich.
- Trinke ausreichend Wasser.
- Bereite dir Brennnessel- und Löwenzahntee zu. Er entwässert.
- Leg deine Beine hoch – vor allem nachts.
- Ernähre dich salzarm, denn Salz zieht Wasser an.
- Meide die Sonne und suche den Schatten.

TIPP 84:

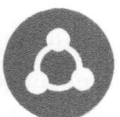

Lüfte regelmäßig

»Geh doch mal an die frische Luft.« Bestimmt hast du diesen Satz auch schon mal zu jemandem gesagt. Den Gang nach draußen empfehlen wir gern, wenn jemand müde, traurig oder gestresst ist. Kein Wunder: Bei Tageslicht bilden sich Serotonin und Vitamin D und man fühlt sich einfach glücklicher. Obendrein entspannt es, in der Natur zu sein (siehe Tipp 8).

Doch neben dem Licht ist es tatsächlich auch die Luft, die ausgesprochen guttut. Wir brauchen Sauerstoff, um uns besser konzentrieren zu können. Neben deinem regelmäßigen Aufenthalt an der frischen Luft solltest du also darauf achten, dass du häufig lüftest. Das macht dich wacher und konzentrierter und hebt deine Laune. Außerdem – das wissen wir nicht erst seit Corona – verdünnt Lüften die Konzentration von Krankheitserregern, die möglicherweise in der Atemluft schweben. »In geschlossenen Räumen kann die Anzahl von Erregern stark steigen. Regelmäßiges Lüften insbesondere in Küche, Bad und Schlafzimmer senkt ein mögliches Ansteckungsrisiko besonders dann, wenn Erkrankte zu Hause auskuriert werden«, heißt es seitens der Bundeszentrale für gesundheitliche Aufklärung. Doch auch wenn du allein lebst, solltest du häufig frische Luft in deine vier Wände lassen, nicht zuletzt, weil du ständig Feuchtigkeit verbreitest: wenn du atmest, wenn du duschst und wenn du kochst. Sechs bis zwölf Liter Wasserdampf pustet eine vierköpfige Familie pro Tag in die Luft. Wenn du deine Wäsche in der Wohnung trocknest, wird es noch extremer. Klar ist: Wenn du zum Beispiel Schimmelbildung vermeiden willst, musst du die Feuchtigkeit, die du erzeugst, auch wieder hinausschicken.

Zu trockene Luft ist natürlich auch nicht gut. Bei zu trockener Luft eignet sich unter anderem das Aufstellen von Zimmerpflanzen (siehe Tipp 90). Wenn du genau wissen willst, ob deine Raumluft zu trocken oder zu feucht ist, kannst du ein Hygrometer besorgen, das dir die Luftfeuchtigkeit anzeigt. Die ideale Luftfeuchtigkeit liegt zwischen 40 und 60 Prozent.[74]

Richtig lüften

Stoßlüften: Zwei- bis viermal am Tag sollte die Luft in deiner Wohnung komplett ausgetauscht werden. Das gelingt nur durch Stoßlüften. Dazu solltest du zwei gegenüberliegende Fenster oder noch besser alle Fenster in deiner Wohnung öffnen. Im Herbst und Winter reichen je nach Temperaturen fünf bis zehn Minuten, im Frühling und im Sommer dürfen es ruhig 20 bis 30 Minuten sein.

Küche: Öffne nach dem Kochen weit deine Küchenfenster und schick den entstandenen Dampf nach draußen.

Bad: Lüfte nach dem Duschen und wisch eventuelle Feuchtigkeit am Boden auf.

Schlafzimmer: Jede Nacht gibst du rund einen halben Liter Feuchtigkeit ab. Deshalb solltest du am besten bei geöffnetem oder gekipptem Fenster schlafen. Wenn du das nicht kannst oder möchtest, z. B. weil du an einer viel befahrenen Straße wohnst oder weil du im Winter zu sehr frierst, solltest du direkt nach dem Aufstehen und direkt vor dem Zubettgehen stoßlüften.

TIPP 85:

Geh jeden Tag mindestens 7500 Schritte

Wer 10 000 Schritte am Tag zu Fuß zurücklegt, lebt gesünder. Das wissen inzwischen auch unsere Smartphones. Wir bekommen Glückwunsch-Nachrichten, wenn wir die magische Marke geknackt haben, und Ermahnungen, wenn wir hinter dem Soll zurückbleiben. Das kann an einem durchschnittlichen Arbeitstag schon mal in Stress ausarten. Denn 10 000 Schritte, das sind – abhängig von deiner Bein- und Schrittlänge – zwischen sechs und acht Kilometer. Die lassen sich nicht so einfach zwischen Schreibtisch und Kaffeemaschine zurücklegen – erst recht nicht im Homeoffice.

Da sei die Frage erlaubt, wer sich das mit den 10 000 Schritten überhaupt ausgedacht hat. Und jetzt halte dich fest: Hinter der magischen Fitnessgrenze steckt ursprünglich keine medizinische Forschung, sondern ein Werbegag. Und der ist bereits mehr als 50 Jahre alt. Es war im Jahr 1964, als sich das japanische Unternehmen Yamasa die Begeisterung um die Olympischen Spiele in Japan zunutze machte und den ersten tragbaren Schrittzähler auf den Markt brachte. Sein Name war »Manpo-kei«, was so viel bedeutet wie »10 000-Schritt-Zähler«. Bestandteil der PR für das Gerät war, den potenziellen Käufern klarzumachen, dass diese Anzahl der Schritte gesund und somit Ausdruck eines gesunden Lebensstils sei. Auf wissenschaftliche Studien, um diese Behauptung zu untermauern, verzichtete Yamasa. Und dann begann eine sagenhafte Erfolgsgeschichte: Binnen kurzer Zeit wurden die 10 000 Schritte zum unverrückbaren Lebensbestandteil von Millionen von Menschen, die sich um mehr

Bewegung im Alltag und um positive Folgen für ihre Gesundheit bemühten.

Erst in den vergangenen Jahren haben Studien begonnen, die magische Fitnessmarke einmal genauer unter die Lupe zu nehmen. Das Ergebnis einiger Untersuchungen: Es müssen gar nicht unbedingt 10 000 Schritte sein. Auch mit weniger Schritten pro Tag – zum Beispiel 7500 – lassen sich vergleichbare Effekte für die eigene Gesundheit erzielen. Die Harvard Medical School zum Beispiel kam in einer Studie mit 16 000 Teilnehmerinnen zu dem Ergebnis, dass ältere Frauen, die jeden Tag mindestens 4400 Schritte gegangen waren, nach vier Jahren ein geringeres Sterberisiko hatten. Verglichen wurden sie mit Teilnehmerinnen, die nur 2700 Schritte zurückgelegt hatten. Bis zu einer Grenze von 7500 Schritten galt, dass jeder zusätzliche Schritt die Lebenserwartung ein kleines bisschen weiter steigerte. Doch dann war Schluss. Ob die Probandinnen 7500 oder 15 000 Schritte am Tag machten, wirkte sich nicht weiter auf ihre Lebenserwartung aus.[75]

Die Harvard-Studie ist nicht die einzige, die nahelegt, dass bereits zwischen 6000 und 8000 Schritte tägliche Bewegung reichen könnten, um Herz-Kreislauf-Erkrankungen vorzubeugen.[76] Woran keinerlei Zweifel besteht: Bewegung ist gut und tut gut, und zwar vom ersten Schritt an.

Am besten verteilst du deine 10 000 Schritte über den ganzen Tag. Denn eine schwedische Studie kam zu dem Schluss, dass das wesentlich sinnvoller ist, als eine Stunde aktiv zu sein und die restlichen Stunden auf dem Bürostuhl oder der Couch zu sitzen.[77]

TIPP 86:

Nutze die Kraft der Kurkuma

Würz doch dein Essen öfter mal mit Kurkuma! Damit tust du dir und deiner Familie jede Menge Gutes, denn Kurkuma – besser gesagt: vor allem der Wirkstoff Curcumin, der in der Kurkumawurzel enthalten ist – gilt als wahres Wundermittel. Es wirkt antioxidativ, entgiftend, entzündungshemmend und hilft nicht nur bei Verdauungsbeschwerden, sondern bei unzähligen weiteren – auch sehr ernsten – Erkrankungen. Zum Beispiel bei Alzheimer, da das Curcumin die Blut-Hirn-Schranke passieren kann und daher auch im Gehirn seine entzündungshemmende Wirkung entfaltet. Es kann sogar die zu Alzheimer führenden Prozesse lindern oder verlangsamen. Außerdem wirkt es vorbeugend gegen Krebs. Einer bei der National Library of Medicine veröffentlichten Studie zufolge, kann es bei bereits vorhandenem Brustkrebs sogar Metastasenbildung verhindern. Eine Studie der Rutgers Universität New Jersey besagt, dass Kurkuma in Kombination mit Gemüse aus der Familie der Kreuzblütengewächse, also zum Beispiel Brokkoli und Blumenkohl, besonders krebshemmend wirke und regelmäßig zur Krebsvorsorge verspeist werden solle. Da Curcumin blutverdünnend wirkt, den Cholesterinspiegel senkt und Blutzucker und Blutfettwerte reguliert, reduziert es das Herzinfarktrisiko und hilft natürlich auch bei Diabetes. Bei Arthrose und Rheuma wirkt es entzündungshemmend, fördert die Beweglichkeit und kann die Schmerzen so stark lindern, dass teilweise sogar auf Schmerzmittel verzichtet werden kann. Manchen Studien zufolge kann es auch Medikamente wie Cholesterinsenker oder Blutverdünner ersetzen.[78]

Die ayurvedische Medizin kennt es seit Jahrtausenden und setzt es vor allem bei Verdauungsbeschwerden und Magen-Darm-Entzündungen ein. Es hat eine positive Wirkung auf die Darmflora, regt die Bildung von Verdauungssäften und den Gallenfluss an und beschleunigt die Fettverdauung. Außerdem wirkt es bei Niedergeschlagenheit und Depressionen und verbessert die Fließeigenschaften des Blutes. Wie schon empfohlen: Würz dein Essen doch öfter mal mit Kurkuma!

Kurkuma

Es gibt zahlreiche Nahrungsergänzungsmittel, die es dir erlauben, Kurkuma als Pulver zu dir zu nehmen. Du kannst dir aber auch einfach angewöhnen, regelmäßig mit Kurkuma zu würzen. Es passt eigentlich zu allen Speisen, besonders gut zu Kartoffeln, Reis, Gemüse, Suppen. Aber auch in Aufstrichen und sogar in Süßspeisen schmeckt Kurkuma lecker. Du kannst es auch in Smoothies geben oder dir einen Kurkumatee zubereiten – verwende hochwertiges Kurkumapulver oder frisch geriebene Kurkumawurzel. Und natürlich ist Kurkuma auch in Currymischungen und in der goldenen Milch zu finden (siehe Tipp 68).

TIPP 87:

Stell deine Uhr zehn Minuten vor

Dass chronischer Stress nicht gesund ist, sollte inzwischen weitgehend bekannt sein. Im Tipp 61 hast du bereits mehrere Methoden erfahren, wie du ihm zu Leibe rücken kannst. Doch die besten Hilfsmittel gegen das unschöne Gefühl von Druck, Anspannung und Überlastung in der Brust sind Gelassenheit und Ruhe. Eine Sache nach der anderen erledigen, Schritt für Schritt vorgehen und uns selbst dabei immer wieder vergewissern, dass wir alles im Griff haben, ist der Stresskiller Nummer 1.

Damit dir das besser gelingt, hilft ein kleiner Trick: Stell deine Uhren zehn Minuten vor. Den Wecker im Schlafzimmer, die Wanduhr in der Küche, die Smart Watch an deinem Arm und die Anzeige im Autoradio. Damit eliminierst du im Handumdrehen eine der größten Stressquellen überhaupt: Unpünktlichkeit. Vorbei die Zeiten, in denen du abgehetzt ins Meeting rauschst, deine Freundin mit ihrem Liebeskummer in der Cocktailbar warten lässt oder die Kinder fünf Minuten nach Kita-Ende abholst.

Viele Menschen kommen ständig zu spät – aus verschiedenen Gründen und natürlich nicht immer selbst verschuldet. Doch eigentlich nehmen wir es in Deutschland ziemlich genau mit der Zeit, gilt Pünktlichkeit doch als eine unserer größten Tugenden. Und das völlig zu Recht: Unser aller Lebenszeit ist kostbar, und wer uns zwingt, sie durch Warten zu verplempern, wertschätzt sie nicht – und uns auch nicht. Wenn du chronisch unpünktlich bist, sagt das auch etwas darüber aus, wie wenig Respekt du gegenüber deinem Job und den Kollegen, deinem Freundeskreis und deiner Familie hast. Außerdem mündet Unpünktlichkeit immer auch in Zeitdruck und Stress. Beides wollen wir vermeiden, wenn wir künftig gesünder und gelassener leben möchten.

Gewöhn dir also an, pünktlich zu sein. Dafür ist der Trick mit den umgestellten Uhren eine wertvolle Unterstützung. Denn auch wenn du natürlich weißt, dass die Uhren vorgehen, stehen die Chancen gut, dass du dich im Alltag trotzdem danach richten wirst. Das bedeutet, dass du dich zehn Minuten früher aufmachst ins Meeting und dir vorher noch entspannt eine Tasse Kaffee aus dem Automaten auf dem Flur holen kannst. Es hat auch zur Folge, dass du pünktlich bei deiner Freundin in der Bar ankommst und für sie da sein kannst. Und – nicht zu unterschätzen: Du lebst deinen Kindern vor, dass sie sich immer auf dich verlassen können und dass du Wort hältst. Das bringt Ruhe ins Leben, nicht nur in dein eigenes, sondern auch in das der Menschen, die dir am Herzen liegen und mit denen du die meiste Zeit verbringst.

Gute Gründe für Pünktlichkeit

- Unpünktlichkeit ist unwirtschaftlich. Die meisten Angestellten werden nach Stunden bezahlt, sodass der Arbeitgeber bei chronischem Zuspätkommen draufzahlt.
- Unpünktlichkeit lässt dich unsouverän erscheinen. In den Augen deiner Kollegen im Meeting, der besten Freundin und deiner Kinder sinkt dein Ansehen, wenn du sie immer wieder warten lässt.
- Ständiger Zeitdruck durch Zuspätkommen verursacht chronischen Stress. Der wiederum kann zu einem höheren Risiko für Herzinfarkt, Schlaganfall, Diabetes oder Bluthochdruck führen.

TIPP 88:

Tobe mit deinen Kindern

Hast du Kinder? Wenn ja, dann hast du auch Bewegung. In der Regel zumindest. Du rennst die Treppen hoch und runter, um die Wäsche in die Maschine zu packen. Du bist ständig dabei, irgendetwas aufzuheben, und wenn deine Kinder noch sehr klein sind, aber schon laufen können, bist du ununterbrochen am Hinterherrennen. Das ist ganz prima, und auf deine 7500 Schritte (siehe Tipp 85) kommst du damit ganz bestimmt. Doch du kannst noch mehr tun. Viel mehr!

Nutze die Zeit, die du ohnehin mit deinen Kindern verbringst, um dich und sie in Bewegung zu bringen. Dabei ist es völlig egal, wie alt sie sind, ob gerade erst geboren oder fast schon aus dem Haus. Kleine Kinder kannst du in einen Fahrradanhänger oder einen Sportkinderwagen setzen und mit ihnen Rad fahren, joggen oder inlineskaten – sie werden die Geschwindigkeit lieben. Du kannst sie auch in dein Gymnastikprogramm einbauen und immer wieder über deinen Kopf heben. Du wirst sehen: Die Kleinen quietschen vor Vergnügen, und du tust was für die Arm- und Brustmuskulatur. Geht auch für die Beine: Leg dich auf den Rücken, winkle die Beine an, pack dein Kind auf deine Unterschenkel und beuge und strecke sie langsam, während dein Sprössling in Fliegerhaltung mit dem Bauch auf deinen Unterschenkeln liegt. Du musst ihn natürlich gut festhalten.

Bist du mit deinen Kindern auf dem Spielplatz, kannst du am Reck Klimmzüge machen; wenn sie größer sind, eignen sich je nach Geschmack Fußball, Federball, Softball, Springseil oder Gummitwist, Radtouren oder Tanzen. Jugendliche lassen sich vielleicht zu einer Rad- oder Inlinertour oder gar zu einer gemeinsamen Joggingrunde überreden. Gerade wenn deine Kinder Bewegungsmuffel sind, ist es gut, solche Rituale regelmäßig einzubauen.

Toll ist es auch, wenn ihr euch ein gemeinsames Hobby überlegt. Das kann eine Sportart sein, die ihr zusammen ganz neu ausprobiert und die nur ihr beide – wenn du mehrere Kinder hast, kann es vielleicht sogar mit jedem Kind eine eigene Sportart sein – gemeinsam erlernt. Das festigt eure Beziehung zusätzlich. Ob du das in deinem Zeitplan unterbringst oder nicht, kommt natürlich auf eure Tagesgestaltung an. Aber es ist auf jeden Fall eine super Alternative zum Filmegucken. Und wenn es mit dem gemeinsamen Hobby nicht klappt, dann achtest du eben darauf, dass es im Kleinen gelingt, mehr Bewegung in euren Alltag zu bringen: Es macht einen Unterschied, ob du auf dem Spielplatz auf dein Smartphone schaust oder Klimmzüge an der Stange machst. Auch für deine Kinder.

TIPP 89:

Iss mehr Schokolade

Wo kommt sie eigentlich her, diese unbändige Lust auf Schokolade, die uns kopflos zum Süßigkeitenregal gehen und eine ganze Tafel inhalieren lässt? Dieser Heißhunger auf Süßes, der uns vor allem abends hinterrücks überfällt? Gräme dich nicht, wenn es dir auch so geht. Denn es kann gut sein, dass dir dein Körper damit eine wichtige Botschaft überbringen möchte. Und die lautet: »Gib mir Magnesium! Sofort!«

Tatsächlich hängt unsere Lust auf Schokolade oft mit einem Mangel an Magnesium zusammen. Wenn du über den Tag verteilt nicht genug davon zu dir genommen hast – z. B. indem du ausreichend Nüsse, Vollkornprodukte oder grünes Gemüse gegessen hast –, macht sich dein Körper auf die Suche nach dem lebenswichtigen Mikronährstoff. Und dafür ist ihm jedes Mittel recht. Auch Schokolade.

Du brauchst Magnesium für viele Funktionen in deinem Organismus. Im Energiestoffwechsel aktiviert es zahlreiche Enzyme. Bei der Reizübertragung von Nerven auf die Muskeln und bei der Kontraktion von Muskeln spielt es eine entscheidende Rolle. Auch darauf, ob deine Knochen ausreichend mit Mineralien versorgt sind, hat Magnesium einen Einfluss. Wenn du deine tägliche Magnesiumaufnahme stiefmütterlich behandelst, kann sich das in Zittern, Krämpfen, Verwirrtheit oder sogar Herzrhythmusstörungen äußern.

Das gilt erst recht, wenn du parallel dazu rauchst, Alkohol trinkst, viel Zucker isst oder mit dem Salzstreuer übertreibst. Auch Stress, Schwangerschaft, Medikamente oder Hormonpräparate können deinen Magnesiumspeicher leeren.

Doch bis du entsprechende Symptome bemerkst, dauert es in der Regel lange. Denn in deinen Organen und Knochen hat dein Körper Vorräte an Mineralien und Vitaminen angelegt, an denen er sich erst mal bedient. Doch in der Folge muss er das Magnesium dort, wo es dein Organismus hergenommen hat, wieder auffüllen.

Und da kommt die Lust auf Schokolade ins Spiel. Denn darin – beziehungsweise im Kakao – ist der wertvolle Mineralstoff enthalten. Dabei gilt: Je dunkler, desto mehr Magnesium. Wenn deine Schokolade einen Kakaoanteil von 70 Prozent aufweist, kannst du mit 230 Milligramm Magnesium pro 100 Gramm Schokolade rechnen. Sind also Frauen, die pro Tag rund 300 Milligramm des Mikronährstoffs brauchen, und Männer mit ihren 400 Milligramm gut beraten, bei dunkler Schokolade beherzt zuzugreifen? Jein. Denn auch wenn der Genuss dazu beiträgt, den Magnesiumbedarf zu decken, bringt jedes Stück Schokolade je nach Zusammensetzung auch eine große Portion Zucker und Fett mit – und hat damit jede Menge Kalorien im Schlepptau. Die 100 Gramm dunkle Schokolade kommen mit rund 600 Kalorien daher. Das entspricht der Energie einer vollen Mahlzeit, mit dem Unterschied, dass bei der Schokolade viele Nährstoffe fehlen.

Fünf magnesiumreiche Obstsorten

Banane (ca. 70 mg/200 g)

Brombeeren & Himbeeren (ca. 60 mg/200 g)

Kiwi (ca. 48 mg/200 g)

Erdbeeren (ca. 44 mg/200 g)

Ananas (ca. 34 mg/200 g)

TIPP 90:

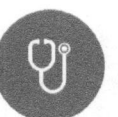

Stell Zimmerpflanzen auf

Manchmal braucht man gar keine Zeit, um sich etwas Gutes zu tun. Das gilt auch für das Aufstellen von Zimmerpflanzen: Klar, du musst sie regelmäßig gießen. Aber ansonsten tun sie ihr Wunderwerk ganz allein – und sehen auch noch schön aus!

Und dieses Wunderwerk funktioniert so: Grünpflanzen produzieren Sauerstoff, und außerdem ziehen einige von ihnen Schadstoffe aus der Luft. Zusätzlich geben sie Wasser in die Luft ab, was besonders im Winter angenehm ist und trockener Heizungsluft vorbeugt. Denn die greift die Atemwege an und macht uns anfälliger für Erkältungen und Husten. Hinzu kommt, dass sich Bakterien und Viren in feuchterer Luft schlechter verbreiten können als in trockener Raumluft.

Wenn du viel im Büro sitzt, sind Grünpflanzen besonders wichtig. Zum einen steigern sie deine Leistung: Du arbeitest schneller, machst weniger Fehler und bist konzentrierter. Zum anderen fangen ihre Blätter den Feinstaub aus Druckern auf.

Du leidest unter Bluthochdruck oder hohem Puls? Auch dann helfen dir unsere grünen Freunde – und zwar gleich doppelt: Laut Forschern aus den USA und China genügt schon der Blick auf eine Grünpflanze, eine Grünfläche oder einen Park, um den Blutdruck zu senken.[79]

Gießen ist wichtig, damit die Pflanze nicht eingeht und genügend Sauerstoff produzieren kann. Du solltest es aber nicht übertreiben: Wenn sie zu viel Wasser bekommt, schimmelt die Erde. Setze deine Pflanzen immer in einen Blumentopf mit Loch im Boden, den du dann auf einen Untersetzer oder in einen Übertopf stellst. So vermeidest du Staunässe.

Geeignete Pflanzen

Eine NASA-Studie hat untersucht, welche Pflanzen besonders gut für das Raumklima sind.[80] Auch wenn die Untersuchung in hermetisch abgeriegelten Räumen stattfand (was den Bedingungen in deiner Wohnung wahrscheinlich nicht gleichkommt), lässt sich daraus doch ablesen, welche grünen Freunde sich zu Hause besonders gut machen könnten.

Hier die Top Five:

1. **Chlorophytum comosum:** Die Grünlilie filtert Schadstoffe wie Formaldehyd, Benzol oder Kohlenmonoxid zu 95 Prozent aus der Raumluft, setzt sie außer Gefecht und reguliert die Luftfeuchtigkeit.

2. **Drachenbaum:** Er hat besonders große Luftreinigungsqualitäten. Der Nachteil: Er ist giftig für Hunde und Katzen!

3. **Gemeiner Efeu** zieht bis zu 94 Prozent der Schadstoffe und – innerhalb von zwölf Stunden – bis zu 80 Prozent eventuell vorhandener Schimmelsporen aus der Luft.

4. Die **Efeutute** neutralisiert Gerüche, filtert Formaldehyd, lindert Augenreizungen und Augeninnendruck. Ideal zur Vorbeugung von Glaukom und grauem Star. Aber leider giftig für Kinder!

5. **Bogenhanf** filtert Benzol, Formaldehyd, Trichlorethylen und Xylol und produziert rund um die Uhr Sauerstoff. Aber Achtung: Auch er ist giftig für Kinder und Haustiere!

TIPP 91:

Genieße die Sonne in Maßen

Seit Jahrzehnten beschäftigen sich Wissenschaftler mit der Frage, welchen Einfluss Sonnenlicht auf unsere Gesundheit hat. Bei Tieren – Hühner legen zum Beispiel im hellen Licht mehr Eier – und Pflanzen – sie wachsen schneller, wenn sie genug Sonne abbekommen – war das schon lange klar. Doch wie sehr auch unsere psychische und physische Gesundheit von Licht und Wärme abhängen, ist eine vergleichsweise junge Erkenntnis.

Dass es wenig ratsam ist, sich zu lange der Sonne und den gefährlichen UV-A- und UV-B-Strahlen auszusetzen, wissen wir inzwischen alle. Sonnenallergie, Sonnenbrand und Bläschen können die Folge sein, langfristig sogar Hautkrebs. Die UV-A-Strahlen dringen besonders tief in die Haut ein und können dort zu Schädigungen führen, die unsere Haut vorzeitig altern lassen. Die UV-B-Strahlen dringen zwar nicht so tief ein, haben aber schlimmere Folgen. Denn unsere Hautzellen merken sich jeden Sonnenbrand. Wurden sie zu sehr strapaziert, können sie mutieren und Hautkrebs entwickeln.

Gleichzeitig steht aber auch fest: Ohne Sonnenlicht kein Leben – weder für uns Menschen noch für Flora und Fauna. Vitamin D spielt hier eine Rolle: Wir brauchen das Sonnenlicht, um es in der Haut zu bilden. Dafür muss die Sonne allerdings steiler als im 45-Grad-Winkel zum Horizont stehen, weil sonst die UV-B-Strahlung durch die Ozonschicht absorbiert wird. Will heißen: In den Mittagsstunden, wenn dein Schatten kürzer ist als deine Körperlänge, läuft die Vitamin-D-Produktion auf Hochtouren – jedenfalls in den Sommermonaten. Von Oktober bis März liegt sie hingegen weitgehend brach.

Doch nicht nur für die Produktion von Vitamin D brauchen wir das Sonnenlicht. Eine Studie der Universität Münster weist darauf hin, dass es außerdem unser Immunsystem unterstützt und unser zentrales Nervensystem schützt, wenn wir in Maßen die Sonnenstrahlen genießen. Sogar bei Multipler Sklerose – so die Münsteraner Forscher – können sich UV-Strahlen positiv auswirken.[81] Es kann lebensverlängernd wirken,[82] Herzleiden verhindern,[83] den Blutdruck senken[84] und bei Schuppenflechte, Neurodermitis sowie Weißfleckenkrankheit helfen.

Unser Hormonhaushalt hängt unmittelbar mit der Sonnenscheindauer zusammen, weil über sie unser Tag-Nacht-Rhythmus geregelt wird. Ob wir uns fit wie ein Turnschuh oder müde wie ein Postpferd fühlen, hängt auch damit zusammen, welche Hormone gerade durch das Sonnenlicht aktiviert sind. Über die Augen wirkt es auf den Hypothalamus, eine wichtige Schaltzentrale in unserem Gehirn, und sorgt dort dafür, dass das Schlafhormon Melatonin nicht ausgeschüttet wird. Dieser natürliche Stoff kommt erst mit schwindendem Licht zum Einsatz und macht uns müde.

Dass Sonnenstrahlen auch unserem Gemüt guttun, erfahren wir jedes Jahr am eigenen Leib, wenn der Winter zu Ende geht und der Frühling sich ankündigt. Plötzlich fällt uns vieles leichter, wir sind energiegeladener und besserer Laune. Das liegt an dem gedrosselten Melatonin, das uns ein Mehr vom Gute-Laune-Hormon Serotonin verschafft. Die Sonne regt außerdem unsere geistige Leistungsfähigkeit an.[85]

Langer Rede kurzer Sinn: Es ist in vielerlei Hinsicht gesund, das Sonnenlicht zu genießen. Achte dabei aber auf ausreichend Sonnenschutz durch Sonnencreme, langärmelige Kleidung und Kopfbedeckung. Außerdem solltest du die Mittagsstunden meiden.

TIPP 92:

Trinke grüne Smoothies

Stell dir mal vor, du könntest die Sonne einfach so trinken! Ihre Strahlen würden dich von innen heraus wunderbar wärmen und dich zum Leuchten bringen. Klingt abwegig? Ist es aber gar nicht.

Natürlich kannst du die Sonne als solche nicht trinken. Aber wenn du regelmäßig grüne Smoothies zu dir nimmst, kannst du es irgendwie doch. Zumindest indirekt, denn die grünen Blätter, aus denen die frisch gemixten Säfte zur Hälfte bestehen, sind reich an Chlorophyll und damit ja im Grunde schon so etwas wie flüssiges Sonnenlicht. Außerdem strotzen sie nur so vor Antioxidantien, Vitaminen, Mineralstoffen, Aminosäuren und Enzymen. Sie sind stark basenbildend und wirken so der Übersäuerung entgegen, machen dich gelassener, dein Stoffwechsel kommt in Schwung, und dein Teint wird ganz nebenbei gesund und strahlend.

Weil es sich um eine ballaststoffreiche Mahlzeit handelt, die lange sättigt, hilft dir der grüne Smoothie auch beim Abnehmen. Und da dein Körper im Grunde genau weiß, was ihm guttut, bekommt er durch die große Portion Vitamine, Mineralien, Spurenelemente und sekundäre Pflanzenstoffe ganz automatisch große Lust auf Gesundes. Dein Heißhunger auf Süßes und Ungesundes nimmt immer mehr ab, die Kilos purzeln, dein Körper wird entgiftet.

Viel Zeit brauchst du auch nicht, um diesen Wundertrank zuzubereiten. Du musst nur das Obst und das Blattgrün gründlich waschen, klein schneiden und in den Mixer geben – schon hast du eine vollwertige Mahlzeit. Und auch wenn du deinen

Smoothie idealerweise frisch zu dir nimmst, kannst du ihn in eine Trinkflasche füllen und überallhin mitnehmen, um ihn unterwegs zu genießen. Vielleicht kannst du ihn morgens auf dem Weg zur Arbeit trinken, denn am besten wirken grüne Smoothies früh am Tag auf nüchternen Magen. Also: Ab mit den Blättern in den Mixer und genießen. Lass es dir schmecken!

Grüne Smoothies – so geht's

Ein grüner Smoothie besteht aus drei Grundzutaten: 50 Prozent grüne Blätter sowie 50 Prozent reife, unerhitzte, rohe Früchte oder Gemüse in Kombination mit hochwertigem Wasser oder frisch gepressten Säften. Hier kommt es aber nicht auf das Gewicht an, sondern auf die sichtbare Menge. Geeignete grüne Blätter sind Salate, das Grün von Wurzelgemüse wie zum Beispiel Möhren, Kohlrabiblätter, Radieschenblätter oder Gartenkräuter und Blattgemüse wie Grünkohl, Schwarzkohl, Spinat, Mangold und Pak Choi, Wildkräuter wie Brennnessel, Taubnessel und Löwenzahn, junge Blätter von Bäumen und Sträuchern wie Brombeere, Himbeere, Johannisbeere, Blaubeere, Birke, Linde, Kirsche, Apfel, Birne. Was die Früchte angeht, kannst du alles nehmen, was dir gut schmeckt: Äpfel, Birnen, Mango, Ananas, Trauben, Beeren, Feigen, Pfirsiche, Limetten, Mandarinen, Orangen, Zitronen, Papaya … nur reif müssen sie sein. Auch Gemüsefrüchte eignen sich: Avocados, Gurken, Kürbisse, Paprika, Tomaten.
Was nicht in den Smoothie gehört, sind neben unreifen Früchten Süßungsmittel welcher Form auch immer, Milchprodukte, Pflanzenmilch und Säfte (außer frisch gepresste), Öle und Nüsse.[86]

TIPP 93:

Such Kontakt zur Erde

Hast du schon einmal etwas von »Earthing« gehört? Oder von »Grounding«? Mach dir keine Gedanken, wenn diese Gesundheitstrends bislang an dir vorbeigegangen sind. Eventuell kennst du sie einfach unter einem anderen Namen, z. B. unter »Barfuß gehen«, »Mit den Händen in der Erde graben« oder »Auf einer Wiese liegen«. Denn es geht darum, mit dem Körper den Erdboden zu berühren und sich dabei mit Mutter Erde zu verbinden.

Das mag im ersten Moment sehr esoterisch klingen. Doch wissenschaftliche Erkenntnisse der vergangenen Jahre weisen darauf hin, dass etwas dran ist an der gesundheitlichen Wirkung dieser Kontaktaufnahme mit der Erde. So haben etwa die Gesundheitswissenschaftler um Mathew White von der Universität Exeter herausgefunden, dass wir mindestens zwei Stunden pro Woche in der freien Natur verbringen sollten, weil dadurch unter anderem unser Stresslevel gesenkt wird.[87] Und in Bristol hat eine Studie belegt, dass der Kontakt zur Erde glücklich macht. Schuld ist das im Boden lebende *Mycobacterium vaccau*, das ähnliche Effekte erzielt wie Antidepressiva.[88]

In einer Zeit, in der wir Schuhe tragen, sobald wir das Bett verlassen, wir uns den ganzen Tag in Betongebäuden aufhalten und auf Asphaltstraßen unterwegs sind, kommt das Berühren der Erde tatsächlich bei vielen Menschen zu kurz. Wir leben, so könnte man überspitzt formulieren, getrennt vom eigenen Planeten. Dabei kostet Earthing nichts, ist weltweit anwendbar und braucht weder Equipment noch Vorwissen. Fang doch einfach gleich heute damit an! Laufe barfuß durch deinen Garten.

Grabe im Urlaub deine Zehen in den Sand. Zupfe im Gemüsebeet das Unkraut mit den Händen aus. Oder lege dich einfach auf die Erde, sodass möglichst viel von deiner Haut, zumindest aber Füße und Hände, den Boden berühren.

Der Amerikaner Clinton Ober forscht seit Jahren darüber, warum all diese Dinge gut für uns sind. Er geht davon aus, dass Menschen den direkten Kontakt zum Erdboden brauchen, wenn sie langfristig gesund bleiben möchten. Und er erklärt den Effekt von Earthing mit schlichter Elektrizität: Im direkten Kontakt mit dem Boden sollen wir den natürlichen elektrischen Zustand unseres Körpers wiederherstellen. Dieses Erden soll sich auf unser Stresslevel auswirken und Schmerzen lindern. Dafür genügt es, öfter mal auf die natürlichste Fortbewegungsart des Menschen zurückzugreifen: das Barfußgehen.

Dieses hat noch viele weitere Vorteile für die Gesundheit: Der Gang ohne Schuhe kräftigt die Bänder und Muskeln in unseren Füßen. Unser Fußgelenk wird stabiler, wir verletzen uns seltener. Die Durchblutung wird angeregt und eine kostenlose Fußreflexzonenmassage gibt es obendrein.

TIPP 94:

Tue jeden Tag Gutes

Vielleicht gehörst du auch zu den Menschen, denen es mehr Freude bereitet, zu schenken, als beschenkt zu werden. Die sich schon lange vor dem Fest mit der Frage beschäftigen, was sie wem zu Weihnachten schenken können. Die Freundinnen und Freunden dann und wann ein Paket mit kleinen Überraschungen packen. Und die immer helfen, wenn Not am Mann ist.

Schön, dass du gern was für andere tust – zumal du im selben Moment auch was für dich tust! Denn wenn du anderen Menschen hilfst, aktivierst du im Gehirn dein Belohnungssystem, das für eine Ausschüttung von Glückshormonen sorgt. Beispielsweise produzierst du dann das Kuschelhormon Oxytocin und wirst regelrecht euphorisch. Die Forschung nennt diesen Zustand »Helper's High«.

Mit der Auswirkung von guten Taten auf die Gesundheit beschäftigt sich die Wissenschaft schon lange. Die Universität Oxford kam zu dem Schluss, dass gute Taten bei den Helfenden ein »warm glow«, ein »warmes Glühen« auslösen. Eine Auswertung von 40 Studien ergab, dass ehrenamtliche Tätigkeiten einen entscheidenden Einfluss auf das Wohlbefinden haben, die psychische Gesundheit verbessern und Depressionen lindern. Und eine Langzeitstudie der University of Wisconsin-Madison belegte, dass am Arbeitsplatz hilfsbereite Kollegen die glücklichsten waren. In einer kanadischen Studie wurden 52 Oberstufenschülerinnen und -schüler aufgefordert, einmal pro Woche eine gute Tat zu vollbringen. Eine Kontrollgruppe tat dies nicht. Nach zwei Monaten hatte sich bei den 52 Gute-Tat-Tuenden die Herz-Kreislauf-Gesundheit im

Vergleich zu der anderen Gruppe verbessert, und sie hatten an Gewicht verloren.

Natürlich darf das Helfen nicht in Stress ausarten! Eine gute Tat tun heißt nicht, sich für andere aufzuopfern oder sich ausnutzen zu lassen. Jeden Tag eine gute Tat zu tun lebt davon, dass du kleine Chancen ergreifst, um andere mit minimalem Aufwand glücklich zu machen. Wenn du einmal damit angefangen hast, wirst du feststellen: Das geht ganz einfach und kostet oft auch kaum Zeit.

Jeden Tag eine gute Tat

Die Kunst, jeden Tag ohne viel Aufwand Gutes zu tun, liegt eigentlich darin, Situationen zu erkennen, in denen du mit minimalem Aufwand spontan helfen kannst: Das macht dich auch wacher und aufmerksamer für dein Umfeld. Insofern gibt es eigentlich keinen »Fahrplan« für gute Taten. Sie sind dann richtig gut, wenn sie spontan entstehen.

Ein paar Beispiele: Vor dir geht eine alte Dame mit einer schweren Einkaufstüte den Berg hinauf? Frag sie, ob du sie für sie tragen sollst. Jemand, der dir auf der Straße begegnet, sieht traurig aus? Schenk ihm ein Lächeln! Vor dir an der Kasse steht jemand, der seinen Einkauf nicht bezahlen kann, weil ihm ein paar Cent fehlen? Übernimm sie für ihn! Unser Alltag ist voll mit solchen Gelegenheiten, andere glücklich zu machen. Wir müssen sie nur erkennen.[89]

TIPP 95:

Bereite dein Essen vor

Endlich Feierabend! Jetzt aber schleunigst nach Hause und was Leckeres essen, schließlich knurrt der Magen schon seit einer Stunde. Doch was kann es denn bloß sein, dieses »was Leckeres«? Im Kühlschrank ist außer Licht nichts zu finden. In der Vorratskammer hängen die Spinnweben. Und die letzte Dose Ravioli musste schon gestern Abend herhalten. Also doch noch schnell was beim Bäcker holen? Pizza bestellen? Oder heute einfach mal mit einer Tüte Chips vor dem Fernseher sitzen?

Bei vielen Berufstätigen scheitert das Kochen von gesunden Mahlzeiten nicht an der Zeit, sondern vor allem an der Planung und Vorbereitung. Dabei lohnt sich diese enorm, wie eine Untersuchung der San José State University in den USA bestätigt: Demnach hat ein sechswöchiges Vorkoch-Programm – sogenanntes Meal Prep – positive Auswirkungen auf Körpergewicht, Körperfettanteil und Body-Mass-Index.[90] Auch eine Studie aus Frankreich kommt zu dem Ergebnis, dass häufiger Selbstgekochtes isst und sich gesünder ernährt, wer Mahlzeiten gut plant und vorbereitet.[91]

Zusammengesetzt aus den englischen Wörtern für »Mahlzeit« und »Vorbereitung«, handelt es sich bei Meal Prep eigentlich um nichts anderes als um das, was in den Achtzigern noch »Vorkochen« hieß. Dafür, dass es seit Jahren völlig zu Recht ein Revival erlebt, gibt es gleich mehrere gute Gründe. Einer davon ist die Zeitersparnis. Denn die, die es ernst meinen mit dem Meal Prepping, kümmern sich nur einmal in der Woche um ihr gesundes Essen. Sie kaufen frische Zutaten, verarbeiten sie direkt, kochen für sieben Tage vor und lagern die Gerichte portionsweise im Kühlschrank oder im Tiefkühlfach. Der Aufwand besteht in etwa zwei bis drei am Herd verbrachten Stunden. Der Trick besteht in den praktischen Überschneidungen: Wer für Montag Couscous mit Gemüse plant, kocht gleich mehr davon, um später in der Woche einen Couscous-Salat zuzubereiten. Überhaupt geht es um das sinnvolle Mixen und Kombinieren von Lebensmitteln, die im Idealfall aus frischen und möglichst unverarbeiteten Zutaten bestehen.

Ein weiterer Vorteil von Meal Prep besteht in der weitgehenden Kontrolle über die Mahlzeiten – sowohl in Bezug auf die Inhaltsstoffe und Zutaten als auch auf die Größe der Portionen: keine Geschmacksverstärker, kein unnötiges Fett, keine ungewollten Kohlenhydrate. Das bedeutet, dass Meal Prepping zu einer vollwertigeren und gesünderen Ernährung beiträgt. Da spielt auch mit hinein, dass der Gang in die Kantine wegfällt, wo sich auch heute noch vielerorts der Einheitsbrei am Montag lediglich in Farbnuancen vom Einheitsbrei am Dienstag unterscheidet.

Besonders gut fürs Vorbereiten eignen sich gesunde und komplexe Kohlenhydrate wie Vollkornreis und -nudeln, aber auch Quinoa, Couscous, Linsen, Kichererbsen und Nüsse. Sie lassen sich in Einmachgläsern hervorragend schichten mit hochwertigen Eiweißlieferanten wie gebratenem Fleisch, Thunfisch, Räucherlachs oder Tofu, Schinken, hart gekochten Eiern und Milchprodukten. Als Topping dürfen Blattsalate, Avocado, Mais, frisches Obst und Gemüse nicht fehlen. Das klingt nicht nur lecker und gesund, sondern ist es auch.

TIPP 96:

Massier dir deine Hände

Über die Computertastatur galoppieren, Gemüse schneiden, Einkaufskisten schleppen, Kinder durchkitzeln – unsere Hände haben ganz schön was zu tun und können Entspannung dann und wann gut gebrauchen. Das Schöne ist: Eine Handmassage funktioniert ganz unauffällig und nebenbei. Zum Beispiel in der Videokonferenz oder beim Elternabend. Ohne extra Zeit aufzuwenden, regst du die Durchblutung an, reduzierst Schmerzen, löst Verspannungen und baust Stress ab.

Abgesehen von einer Stimulation der Reflexpunkte tut eine klassische Handmassage auch einfach gut. Am besten gibst du dafür einen Tropfen Öl auf die Hand oder cremst sie dir gut ein. Dann kann es losgehen.

Schritt 1: Streiche deine Finger nacheinander von den Spitzen bis zum Handgelenk aus.

Schritt 2: Massiere deine Finger mit dem Daumen der anderen Hand. Dazu legst du sie nacheinander und einzeln zwischen Daumen sowie Zeige- und Mittelfinger und vollführst mit dem Daumen kreisende Bewegungen von den Fingerspitzen bis zum Handgelenk. Danach drehst du das Ganze um, sodass der Daumen nun die andere Seite deiner Hand massiert. Du kannst die Massage auch auf deine Unterarme ausdehnen und vom Handgelenk bis zum Ellbogen mit dem Daumen nach oben wandern. Du wirst schnell spüren, wo die Verspannungen sitzen und wo der Druck besonders guttut. Wirkt bei Computermaus-Armen Wunder!

Schritt 3: Nun streichst du vom Grundgelenk bis zur Fingerspitze. Du kannst auch leicht an den Fingern ziehen. Es tut auch sehr gut, die Finger zu kreisen oder zu überkreuzen. Und wenn du viel am Computer sitzt, leg immer mal wieder deine rechte Hand auf die Fingerkuppen der linken und zieh sie kräftig nach hinten. Anschließend wiederholst du das Ganze auf der anderen Seite. Du wirst sofort einen angenehmen Zug im Unterarm spüren.

Schritt 4: Massier mit dem Daumen die Innenfläche der anderen Hand. Du kannst deine Bewegungen leicht kreisförmig ausführen oder mit sanftem Druck arbeiten – du wirst schnell spüren, was dir angenehm ist und guttut. Hier ist es wie überall: Hör auf dich und deinen Körper!

Generell gilt: Du musst nicht immer das ganze Massageprogramm absolvieren, sondern kannst die Schritte auch separat durchführen. Sobald du etwas Übung hast, wirst du wissen, welchen Massageteil deine Hand gerade braucht, und kannst diesen dann schnell und gezielt anwenden.

TIPP 97:

Atme richtig

Es ist das Erste und das Letzte, was wir in diesem irdischen Dasein tun: das Atmen. Wir praktizieren es im Durchschnitt zwölfmal pro Minute, 720-mal in der Stunde, 17 280-mal am Tag und bis zu einer halben Milliarde Mal in unserem ganzen Leben. Da sollte man eigentlich meinen, dass wir es ziemlich gut beherrschen. Doch dem ist leider nicht so.

Für uns ist dieses Lufteinsaugen und -ausblasen, bei dem Sauerstoff und Kohlendioxid ausgetauscht werden, so selbstverständlich, dass wir ihm keinerlei Beachtung schenken. Deshalb atmen wir oft zu kurz und zu flach. Dabei heben und senken wir lediglich den Brustkorb und nehmen zu wenig frische Luft auf, als dass der in ihr enthaltene Sauerstoff unser Blut optimal anreichern könnte. Das hat weitreichende Folgen für unser gesamtes System: Wir können uns nur schwer konzentrieren, unser Kopf schmerzt, unsere Verdauung hakt und Müdigkeit plagt uns.

Die beiden häufigsten Gründe dafür, dass wir diese unzureichende Brustatmung praktizieren, sind Stress und Angst. Beide führen dazu, dass wir unter Anspannung stehen und sich unsere Atemfrequenz erhöht. Schließlich fühlt sich unser Körper in diesen Situationen zurückversetzt in die Zeiten, als wir von Säbelzahntigern angegriffen wurden und uns nur die Wahl zwischen Flucht und Angriff blieb. Aber auch enge Kleidung, eine verkrampfte Körperhaltung oder der Versuch, aus ästhetischen Gründen den Bauch möglichst weit einzuziehen, sind einer gesunden Atmung nicht gerade dienlich.

Dabei ist es nicht übertrieben, vom Atem als »Hauch des Lebens« zu sprechen. Ohne ihn ist es nach zehn Minuten mit uns vorbei. Höchste Zeit, ihm die Aufmerksamkeit zu schenken, die ihm gebührt!

Lass uns also mal die Bauchatmung trainieren. Dabei atmest du in deinen Bauch ein und entleerst danach die Lunge durch die Nase wieder vollständig. Mit etwas Übung bist du dazu sowohl im Stehen als auch im Sitzen und Liegen in der Lage. Wichtig ist, dass die Wirbelsäule gerade bleibt. Um dich selbst zu kontrollieren, leg deine Handflächen auf den Bauch und spüre, wie er sich beim Einatmen nach vorn wölbt. Danach lässt du die Luft langsam ausströmen, und zwar doppelt so lange, wie dein Einatmen gedauert hat. Erst wenn auch das letzte bisschen Luft aus deinem Körper entwichen ist, steht der nächste Atemzug an.

Dieses gesunde Atmen darf man übrigens hören. Du wirst merken, dass tiefes, geräuschvolles Atmen, Stöhnen oder auch Seufzen sofort deinen ganzen Körper lockert. Denn alles, was sich zuvor angestaut hat, bekommt dann ein Ventil, um deinen Körper zu verlassen. Auch deine Organe werden es dir danken, weil sie besser durchblutet und mit Sauerstoff versorgt werden. Besonders bei Aufregung oder Stress kannst du dich über die Atmung wieder ins Gleichgewicht bringen. Hierfür eignet sich die Wechselatmung hervorragend, die du vielleicht aus dem Yoga kennst. Dabei verschließt du das rechte Nasenloch mit deinem rechten Daumen und atmest durch das linke Nasenloch langsam und tief ein. Nun verschließt du mit dem kleinen Finger oder dem Ringfinger das linke Nasenloch, löst den Daumen vom rechten und atmest durch das rechte Nasenloch aus. Auch das nächste Einatmen läuft über dieses Nasenloch, bevor du dann wieder auf das andere wechselst. Es lohnt sich, diese Atmung zu üben und sie dann bei Bedarf fünfmal zu wiederholen. Denn sie ist dafür geeignet, sich in stressigen Situationen oder bei Angstzuständen selbst zu beruhigen. Das haben mehrere Studien, darunter eine an der University of California, belegt.[92]

TIPP 98:

Umgib dich bewusst mit Naturgeräuschen

Das Plätschern des Baches. Das Rauschen des Windes in den Baumkronen. Das Zwitschern der Vögel. Die Natur bringt die wundervollsten Geräusche hervor! Diese klingen nicht nur schön, sondern sind laut einer Studie, die in der amerikanischen Nationalen Akademie der Wissenschaften veröffentlicht wurde, auch noch unfassbar gesund. Die Untersuchung wertete 36 Forschungsberichte aus, die den gesundheitlichen Nutzen von Naturgeräuschen zum Inhalt hatten. Und sie kam zu einem eindeutigen Schluss: Menschen, die regelmäßig von einer natürlichen Geräuschkulisse umgeben sind, haben weniger Stress, weniger Schmerzen und bringen bessere Leistungen. Vogelstimmen wirken dabei besonders gut gegen Stress und Ärger. Das Geräusch von plätscherndem Wasser wirkt sich positiv auf Schmerzempfinden und Blutdruck aus. Eine gute Nachricht für Zahnpatienten bringt eine Studie der Universität Witten/Herdecke, die herausfand, dass diejenigen, die bei der Behandlung Meeresrauschen vom Band hörten, entspannter waren und weniger Schmerzen wahrnahmen.

Das ist aber noch nicht alles. Denn die Klänge der Natur haben auch einen guten Einfluss auf unsere Gehirnaktivität. Wenn du auf das Konzert der Natur lauschst, richtest du deine Aufmerksamkeit nach außen und entspannst dich. Wenn jedoch künstlich erzeugte Geräusche an dein Ohr dringen, richtet sich die Aufmerksamkeit nach innen, was den Abbau von Stress behindert.

Naturgeräusche vom Band

Du kannst es dir sicher schon denken: Am allerbesten
ist es, wenn du Naturgeräusche, sooft es geht, wirklich dort
genießt, wo sie entstehen. Dann wirken sie am besten, und du
hast die anderen positiven Effekte wie frische Luft & Co. gleich
noch inklusive. Wenn dir die Zeit dafür nicht reicht, kannst du, wenn
du in der Natur wohnst, auch einfach das Fenster öffnen. Hörst du
dann allerdings weder Bach noch Bäume oder Vögel, sondern
stattdessen Verkehrs- und Baustellenlärm, sind Naturgeräusche vom Band eine gute Alternative.

TIPP 99:

Führe eine To-do-Liste

Entweder du hasst To-do-Listen oder du liebst sie. Die Wahrscheinlichkeit, dass du die Aufgaben zum Abhaken »ganz okay« findest, ist ziemlich gering. Denn zu dem Tool für mehr Struktur und Produktivität im Alltag hat einfach jeder eine Meinung. Wenn du zu den Kritikern gehörst, fühlst du dich durch die Punkte auf dem Zettel eventuell gestresst, unter Druck gesetzt und versklavt. Als Befürworter genießt du das Gefühl von Kontrolle und die regelmäßigen Erfolgserlebnisse, die sich beim Durchstreichen oder Abhaken einstellen. Egal, wo du dich einordnest, möchten wir an dieser Stelle eine Lanze für die To-do-Liste brechen. Denn es ist gesund, sie zu führen.

Wissenschaftlich erwiesen ist nämlich, dass eine To-do-Liste dabei hilft, Stress abzubauen. Die Psychologen um Michael Scullin von der amerikanischen Baylor University haben herausgefunden, dass schneller und besser schläft, wer vor dem Zubettgehen aufschreibt, was er am nächsten Tag erledigen will.[93] Die Erklärung klingt einleuchtend: Es befreit den Kopf, eine Liste von anstehenden Pflichten anzulegen. Denn unser Gehirn kann es überhaupt nicht leiden, wenn Vorgänge noch nicht abgeschlossen sind oder erst noch anstehen. Es beschäftigt sich beinahe zwanghaft damit, so lange, bis wir die entsprechende Tätigkeit entweder erledigen oder eben aufschreiben. Tatsächlich kommt das Notieren im Gehirn als »erledigt« an. Der Effekt ist umso größer, je detaillierter die Liste ist: Sobald wir die Dinge aufgeschrieben haben, fangen wir an, uns zu entspannen.

Andere Studien kommen zu dem Schluss, dass wir uns an das

Aufgeschriebene besser erinnern, weil wir für die Liste Aufgaben planen und priorisieren sowie Informationen filtern und zusammenfassen mussten. Die To-do-Liste, die du gestern noch geschrieben hast, kannst du heute schon in die Tonne werfen, denn du brauchst sie gar nicht mehr.[94] Du behältst den Überblick und erreichst deine Ziele schneller und nachhaltiger, weil du beim Aufschreiben bereits akribisch planst, was alles zu tun ist.[95] Mit jedem Häkchen, das du setzt, und jedem Eintrag, den du durchstreichst, aktivierst du dein Belohnungssystem, weil dabei das Glückshormon Dopamin ausgeschüttet wird. Das macht dich nicht nur zufrieden, sondern sorgt darüber hinaus auch dafür, dass du noch motivierter und produktiver arbeitest.

Fünf Vorteile von To-do-Listen auf einen Blick

- Sie sind einfach in der Handhabung und passen sich dir an. Du kannst sie mit Papier und Stift, auf dem Smartphone oder auch in eigens dafür entwickelten Apps führen.
- Sie verschaffen dir einen schnellen Überblick über die anstehenden Aufgaben und helfen dir, deine Zeit realistisch einzuschätzen.
- Du kannst ganz einfach Prioritäten abbilden und unkompliziert entscheiden, was wann dran ist.
- Dein Alltag erhält mehr Struktur, wenn du aufschreibst, was zu tun ist. Und dein Gehirn liebt Struktur.
- Du entlastest dein Gedächtnis und hast mehr Kapazitäten im Kopf frei, um dich auf das Wichtige und Sinnvolle zu konzentrieren.

TIPP 100:

Pflege deine Freundschaften

Der letzte Gesundheitstipp in diesem Buch fällt möglicherweise etwas aus der Reihe – denn er ist derjenige, der sich nicht ganz so schnell umsetzen lässt und wohl am meisten Zeit kostet. Aber gleichzeitig ist er auch derjenige, den du wirklich beherzigen solltest. So stressig dein Alltag auch sein mag: Pflege deine Freundschaften und deine Beziehungen! Denn das hat Auswirkungen auf Körper, Geist und Seele.

Wenn wir mit Freunden zusammen sind, werden Oxytocin, Dopamin und Endorphine ausgeschüttet, die Angst und Stress reduzieren und Glücksgefühle auslösen. Deine Resilienz und dein Zugehörigkeitsgefühl werden gestärkt, du fühlst dich gehalten, geborgen und getragen.

Dass du diese Ebene der Vertrautheit erreichst, wo aus Fremden Bekannte und aus Bekannten Freunde werden, setzt aber voraus, dass du Zeit mit ihnen verbringst. Studien der University of Kansas ergaben, dass es 40 bis 60 Stunden dauert, bis aus Bekannten Freunde werden. Klingt abschreckend, denkst du jetzt vielleicht, und dass du so viel Zeit niemals aufbringen kannst. Dann sei ganz beruhigt: Dieses »Zeit verbringen« setzt nicht immer ein persönliches Treffen voraus. Es zählen auch kleine Aufmerksamkeiten, Text- und Sprachnachrichten und Telefonate, in denen man sich emotional öffnet. Und wenn ihr euch trefft, ist es besser, eine Stunde einen Spaziergang zu zweit zu machen, als sieben Stunden auf einer Party zu sein, auf der ihr wenig interagiert.

Trotzdem kostet das Zeit. Aber eigentlich hast du die doch, oder? Sei ehrlich: Wie viele Stunden verbringst du in den digitalen sozialen Medien? Was wäre, wenn du einfach eine Woche lang »Medien fastest«? Du wirst merken, wie viel Zeit du auf einmal hast. Investiere die doch in echte Begegnungen und schau, was passiert. Denn, so fasste es der Leiter der Grant-Studie der Universität Harvard zusammen, in der über 75 Jahre zum Thema Glück geforscht wurde: »Das Einzige, was im Leben wirklich zählt, ist die Beziehung zu anderen Menschen.«[96]

Sozialkontakte finden

Du hättest gern Sozialkontakte, tust dich aber schwer, Freunde zu finden? Oder du hast Freunde verloren, weil du in den letzten Jahren Zeit für alles hattest – nur nicht für deine Freunde? In Vereinen oder beim gemeinsamen Sport gibt es gute Gelegenheiten, Bekanntschaften zu schließen. Anfangs kann es auch genügen, immer wieder ein paar nette Worte mit der Nachbarin zu wechseln oder im Supermarkt an der Schlange ein, zwei Sätze zu dem Mitwartenden zu sagen, so wie es sich aus der Situation ergibt. Wichtig ist, dass du überhaupt kommunizierst. Das senkt die Hemmschwelle, du wirst offener und es wird dir zunehmend leichter fallen, auf andere zuzugehen.

SCHLUSSWORT

So, und jetzt hast du die Wahl. Nachdem du alle 100 Gesundheitstipps gelesen hast, gibt es bestimmt schon ein paar Ideen, die du am liebsten sofort ausprobieren möchtest. Vermutlich sind ohnehin einige Empfehlungen dabei, die du bereits umsetzt. Schließlich bist du ganz offenbar ein Mensch, dem seine eigene Gesundheit am Herzen liegt, sonst hättest du nicht dieses Buch gelesen.

Die Frage, die sich für dich jetzt stellt, ist also, was du dir noch zusätzlich Gutes tun kannst, um dein psychisches und physisches Wohlbefinden weiter zu fördern. Die Antwort darauf kennst nur du. Bitte denk dabei aber daran, dass es nicht darum geht, alle 100 Tipps umzusetzen. Aber wenn du sie im Laufe der kommenden Tage, Wochen und Monate zumindest alle einmal ausprobieren würdest, wäre das schon großartig. Denn eine fundierte – und für dich passende – Entscheidung über deinen eigenen gesunden Lebensstil kannst du nur treffen, wenn du weißt, wovon du sprichst. Wenn du bislang nicht Trampolin gesprungen bist, ist jetzt die Zeit, mal auf einem zu hüpfen. Wenn du in den vergangenen Jahren keine grünen Smoothies getrunken hast, dann starte doch jetzt mal einen Versuch. Wenn du dich bis heute mit Süßkram und Weißmehlgebäck durchgesnackt hast, dann nimm dir doch kommende Woche einen Tag vor, an dem du zur Abwechslung mal auf Zwischenmahlzeiten verzichtest und dich stattdessen dreimal satt isst. Es wäre schade, wenn du einen der Tipps von vornherein für dich ausschließen würdest. Denn vielleicht ist es genau dieser, der zu dir und deinem Körper optimal passt.

Auch wir Autorinnen befolgen nicht alle 100 Tipps – selbst

wenn wir jeden einzelnen von ihnen sinnvoll und empfehlenswert finden. Sonst hätten wir ihn ja nicht mit ins Buch aufgenommen. Eva zum Beispiel hat sich ein Morgenritual angewöhnt, in dem sie einige der Tipps aus diesem Buch integriert: Sie steht vor 6 Uhr auf (Tipp 31) und macht erst mal zehn Minuten lang den Sonnengruß (Tipp 42). Dann bürstet sie fünf Minuten lang ihren Körper (Tipp 74), um dann von 6.15 Uhr bis 6.35 Uhr Öl zu ziehen (Tipp 72), während sie den Schenkelguss (Tipp 58) sowie den Gesichtsguss macht und kalt duscht (Tipp 12). Im Anschluss nutzt sie das Rotlicht (Tipp 54), um sich für den Tag fertig zu machen. Während sie für ihre Familie das Frühstück zubereitet, macht sie sich selbst einen grünen Smoothie (Tipp 92) und bereitet ihr Ingwer-Zitronen-Wasser (Tipp 76) vor.

Heike nutzt andere Routinen: Sie steht zwar auch früh auf (Tipp 31), trinkt dann aber erst mal ein Glas Wasser (Tipp 1), geht eine Runde joggen (Tipp 13) und anschließend im Rhein schwimmen – ja, auch im Winter (Tipp 12). Beim anschließenden Frühstück trinkt sie grünen Tee (Tipp 19) und isst ballaststoffreiches Müsli (Tipp 29) mit Beeren vom Markt oder aus dem Tiefkühlfach (Tipp 57). Dann macht sie eine Essenspause bis zum Mittagessen (Tipp 25). Und so weiter.

Klingt gut, oder?

Aber mal unter uns: Das ist natürlich die Beschreibung eines idealen Tagesstarts. Wenn alles gut läuft, kriegen wir das so hin. Wenn es nicht gut läuft, dann eben nicht. Aber dann versuchen wir es eben morgen wieder. Und übermorgen. Und überübermorgen auch. Das Dranbleiben lohnt sich.

Außerdem gibt es im Laufe des Tages und der Woche noch so viele andere Möglichkeiten, etwas für deine Gesundheit zu tun. Ein in dieser Hinsicht verkorkster Morgen macht noch lange keinen verkorksten Tag. Was aber sehr wohl gilt: Nach einem perfekten Morgen stehen die Chancen ziemlich gut, dass auch der Rest des Tages rundläuft. Und selbst wenn nicht: Den perfekten Start in den Tag kann dir dann schon mal niemand mehr nehmen.

In diesem Sinne: Starte jeden Tag mit dem Ziel, ihn zu einem guten Tag zu machen – im Rahmen deiner Möglichkeiten. Und falls du weitere Gesundheitstipps kennst oder selbst anwendest, die sich kinderleicht in den Alltag integrieren lassen und die wir hier noch nicht berücksichtigt haben, dann immer her damit! Du erreichst uns Autorinnen am besten über das Kontaktformular unseres Verlags unter https://www.droemerknaur.de/kontakt

Und jetzt: Viel Spaß beim Start in ein gesünderes Leben!

Deine Eva-Maria Bast & Heike Thissen

ANMERKUNGEN

1 Nilsson, Robert: Pictures of the brain's activity during Yoga Nidra. URL: https://www.yogameditation.com/reading-room/pictures-of-the-brains-activity-during-yoga-nidra/. Abgerufen am 10.8.2022.

2 Rohner, Nicola: Yoga Nidra: Das Entspannungswunder. In: Yogamehome. URL: https://www.yogamehome.org/yoga-blog/artikel/yoga-nidra-das-entspannungswunder. Abgerufen am 10.8.2022.

3 https://www.focus.de/gesundheit/diverses/us-studie-sitzen-und-tv-mindern-die-lebenserwartung-gesundheit_id_2071016.html#:~:text=Wer%20im%20Schnitt%20t%C3%A4glich%20weniger%20als%20drei%20Stunden,weist%20zumindest%20eine%20Studie%20aus%20den%20USA%20ohin.

4 Medical News Today: Box breathing. URL: https://www.medicalnewstoday.com/articles/321805. Abgerufen am 9.8.2022. Ahmed, A., Gayatri Devi, R. & Jothi Priya, A. (2021): Effect of Box Breathing Technique on Lung Function Test. Journal of Pharmaceutical Research International, 33(58A), 25–31. URL: https://doi.org/10.9734/JPRI/2021/v33i58A34085. Abgerufen am 9.8.2022.

5 https://www.lifehack.org/371748/why-travel-good-for-your-brain

6 https://www.mpg.de/19179857/0906-bild-wie-beeinflusst-die-natur-das-gehirn-149835-x

7 https://ecancer.org/en/journal/article/631-singing-modulates-mood-stress-cortisol-cytokine-and-neuropeptide-activity-in-cancer-patients-and-carers/abstract

8 https://www.frontiersin.org/articles/10.3389/fpsyg.2013.00334/full

9 https://link.springer.com/article/10.1007/BF02734261

10 Blaues Licht – alles was du wissen musst. URL: https://brille-blaulichtfilter.de/was-ist-blaues-licht/. Abgerufen am 11.8.2022.

11 Hottenrott K, Hottenrott L.: Intermittierendes Fasten und Sport. Schweiz Z Ganzheitsmed 2017; 29: 265–268.

12 Stanggassinger, Ute: Ziele visualisieren leicht gemacht. URL: https://mentalhouse.de/ziel-visualisieren/. Abgerufen am 11.8.2022.
Zitzer, Bernard: Visualisieren – Wirksame Methode zur Ziel-erreichung.URL: https://bernardzitzer.com/de/visualisieren-visualisierung/. Abgerufen am 11.8.2022.

13 Infektionsschutz: Haushaltshygiene. URL: https://www.infektionsschutz.de/hygienetipps/haushaltshygiene/. Abgerufen am 10.8.2022.
Umweltbundesamt: Hygiene im Privatbereich. URL: https://www.umweltbundesamt.de/hygiene-im-privatbereich#zielorganismen. Abgerufen am 10.8.2022.

14 Arbeitsschutzgesetz: Ergonomie am Arbeitsplatz. URL: https://www.arbeitsschutzgesetz.org/ergonomie-am-arbeitsplatz/ Abgerufen am 26.7.2022.
Ergotopia: Dynamisches Sitzen. URL: https://www.ergotopia.de/blog/dynamisches-sitzen. Abgerufen am 26.7.2022.
Frey, Hannah: Gesund im Büro. Projekt: Gesund leben. Freiburg 2015.
Techniker Krankenkasse: Beweg Dich, Deutschland: TK-Bewegungsstudie Hamburg 2016.
Techniker Krankenkasse: Gesundheitsreport 2018. Hamburg 2018.

15 https://www.depauw.edu/learn/lab/media/documents/media/30_New_York_Times_Magazine_2009_story.pdf

16 Abel, Ernest L.; Kruger, Michael L.: Smile Intensity in Photographs Predicts Longevity. In: Psychological Science. Volume 21. Issue 4: 542–544.

17 Geo. Wie und warum wirkt Yoga? Das sagt die Wissenschaft. URL: https://www.geo.de/magazine/geo-magazin/903-rtkl-alternative-medizin-wie-und-warum-wirkt-yoga-das-sagt-die-wissenschaft. Abgerufen am 26.7.2022.

18 Takatsu, Fumiko: The Ultimate Guide to the Face Yoga Method. UK 2019.

19 Sebastian Kneipp in seinem Element: Wasser und die Entwicklung einer neuen Art von Wasserkur. https://www.kneipp.com/de_de/kneipp-wissen/5-saeulen-kneipp/wasser/. Abgerufen am 4.8.2022.

20 https://www.dge.de/presse/pm/mehr-ballaststoffe-bitte/

21 https://www.deine-gesundheitswelt.de/balance-ernaehrung/ballaststoffe

22 https://www.medicinenet.com/script/main/art.asp?articlekey=259103

23 https://pubmed.ncbi.nlm.nih.gov/29860110/

24 https://hbr.org/2010/07/defend-your-research-the-early-bird-really-does-get-the-worm

25 https://www.sleepfoundation.org/how-sleep-works/how-much-sleep-do-we-really-need

26 Ökotest: Kalte Füße. URL: https://www.oekotest.de/gesundheit-medikamente/Kalte-Fuesse-Diese-10-Hausmittel-helfen_10914_1.html. Abgerufen am 28.7.2022.
Tipps4fitness: Vertrag mit sich selbst. URL: http://www.tipps4fitness.de/vertrag-mit-sich-selbst/. Abgerufen am 27.7.2022.

27 https://www.wiwo.de/erfolg/beruf/ja-sager-leben-gefaehrlich-sagen-sie-endlich-nein/10605866-all.html

28 https://www.eurekalert.org/news-releases/534961

29 https://www.psychologytoday.com/us/blog/the-couch/
201903/everybody-needs-boundaries-6-ways-make-them-
work-you

30 AOK Gesundheitsmagazin: Gute Fette, schlechte Fette. Was
unterscheidet sie? URL: https://www.aok.de/pk/magazin/
ernaehrung/gesunde-ernaehrung/gute-fette-schlechte-fette/.
Abgerufen am 10.8.2022.

31 https://aktuelles.uni-frankfurt.de/forschung/faszien-
aschenputtel-der-anatomie/

32 Befuss, Katharina: Alpha-Zustand erreichen: Das steckt
hinter dem Bewusstseinszustand. URL: https://praxistipps.
focus.de/alpha-zustand-erreichen-das-steckt-hinter-dem-
bewusstseinszustand_122861. Abgerufen am 10.8.2022.
Busson, Su: Ich. Bin. Jetzt. Auf dem achtfachen Yoga-Pfad zu
sich selbst finden. Wien 2013.
Busson, Su: 5 Wege, den Alpha-Zustand schnell zu erreichen.
URL: https://www.beyourbest.at/alpha-zustand/. Abgerufen
am 10.8.2022.
Wenger, Ruth: Der Alpha-Faktor. Göttingen 2013.

33 http://news.bbc.co.uk/2/hi/health/3112170.stm

34 https://journals.lww.com/jcge/Abstract/2015/09000/
A_Novel_Sleep_Positioning_Device_Reduces.7.aspx

35 Tipps4fitness: Vertrag mit sich selbst. URL: http://
www.tipps4fitness.de/vertrag-mit-sich-selbst/. Abgerufen am
27.7.2022.

36 https://www.mdr.de/wissen/gesund-altern-mediterrane-
ernaehrung-100.html

37 https://www.aerztezeitung.de/Panorama/Warum-gute-
Vorsaetze-immer-scheitern-254185.html

38 Merlot, Julia: Mythos Medizin. Wird man krank, wenn man zu
dünn angezogen ist? In: Spiegel Gesundheit. URL: https://
www.spiegel.de/gesundheit/diagnose/erkaeltung-wird-man-

krank-wenn-man-zu-duenn-angezogen-ist-a-1009023.html. Abgerufen am 9.8.2022.

Schindler, Uta: »Verursacht Kälte eine Erkältung?« In: Spektrum der Wissenschaft. URL: https://www.spektrum.de/frage/verursacht-kaelte-eine-erkaeltung/1535497. Abgerufen am 9.8.2022.

39 Brune K., Hasenbring M., Krämer J. et al. (2001): Leitlinien-Clearing-Bericht »Akuter Rückenschmerz«. Bd. 7 der Schriftenreihe der Zentralstelle der Deutschen Ärzteschaft zur Qualitätssicherung in der Medizin (Hrsg.), Zuckschwerdt München.

40 Tabata I., Nishimura K., Kouzaki M. et al. (1996): Effects of moderate-intensity endurance and high-intensity intermittent training on anaerobic capacity and VO2max. Med Sci Sports Exerc 28 (10): 1327–1330.

41 https://www.ncbi.nlm.nih.gov/pmc/articles/PMC3772611/

42 Degen, Rolf: Der kleine Schlaf zwischendurch. Kindle 2011.

Seidler, Dr. Sarah: Power Naps aus wissenschaftlicher Sicht: Sinnvoll oder nicht?. URL: https://www.primal-state.de/power-nap/. Abgerufen am 7.8.2022.

Siesta in Healthy Adults and Coronary Mortality in the General Population. URL: https://jamanetwork.com/journals/jamainternalmedicine/fullarticle/411678. Abgerufen am 7.8.2022.

43 National Library of Medicine: Quinoa. URL: https://pubmed.ncbi.nlm.nih.gov/19878856/. Abgerufen am 6.8.2022.

ScienceDirect: Polyphenol composition and in vitro antioxidant activity of amaranth, quinoa buckwheat and wheat as affected by sprouting and baking. URL: https://www.sciencedirect.com/science/article/abs/pii/S0308814609009212. Abgerufen am 6.8.2022.

NTRS – NASA Technical Reports Server NTRS – NASA Technical Reports Server: Quinoa: An Emerging »New« Crop with Potential for CELSS. URL: https://ntrs.nasa.gov/search. Abgerufen am 6.8.2022.

The New York Times: Quinoa's Global Success Creates Quandary at Home. URL: http://www.nytimes.com/2011/03/20/world/americas/20bolivia.html. Abgerufen am 6.8.2022.

NTRS – NASA Technical Reports Server NTRS – NASA Technical Reports Server: Quinoa: An Emerging »New« Crop with Potential for CELSS. URL: https://ntrs.nasa.gov/search. Abgerufen am 6.8.2022.

The New York Times: Quinoa's Global Success Creates Quandary at Home. URL: http://www.nytimes.com/2011/03/20/world/americas/20bolivia.html. Abgerufen am 6.8.2022.

44 Göbel, Sandra: Wie Wärmestrahlen wirken. Rotlichttherapie. URL: https://www.apotheken.de/gesundheit/gesund-leben/alternative-heilkunde/10692-rotlichttherapie. Abgerufen am 10.8.2022.

INB Medical: 9 Clinical Studies that Demonstrate the Antiaging Benefits of Infrared Light Therapy. URL: https://www.inbmedical.com/9-clinical-studies-that-demonstrate-the-anti-aging-benefits-of-infrared-light-therapy. Abgerufen am 10.8.2022.

Medizin Aspekte: Die Auswirkungen von Rotlicht – gesund oder nutzlos? URL: https://medizin-aspekte.de/die-auswirkungen-von-rotlicht-gesund-oder-nutzlos-62698/. Abgerufen am 10.8.2022.

Pilch, Nicole: Die Rotlichtlampe – eine Geheimwaffe für Gesundheit und Energie? URL: https://www.primal-state.de/rotlichtlampe/. Abgerufen am 10.8.2022.

45 https://academic.oup.com/sleep/article/45/Supplement_1/A4/6592562?login=false

46 https://www.frontiersin.org/articles/10.3389/fpsyt.2020.
00583/full

47 https://www.rnd.de/gesundheit/besser-schlafen-zu-zweit-
oder-alleine-aktuelle-studie-klaert-auf-BMJDJERC4VFSXC-
6TDBPBO7DAVA.html

48 Deutschlandfunk Kultur: Lauftrend Retrorunning. URL: https://
www.deutschlandfunkkultur.de/lauftrend-retrorunning-
wer-rueckwaerts-laeuft-kommt-besser-100.html. Abgerufen
am 3.8.2022.
Medmix: Rückwärts gehen – Kurzzeitgedächtnis. URL: https://
medmix.at/rueckwaerts-gehen-kurzzeitgedaechtnis/?cn-
reloaded=1. Abgerufen am 3.8.2022.
Sciences direct: It takes me back: The mnemonic time-travel
effect. URL: https://www.sciencedirect.com/science/article/abs/
pii/S0010027718302658. Abgerufen am 3.8.2022.
Wegner, Roland: Retrorunning: Rückwärts zu neuen Zielen.
Hamburg 2010.

49 https://www.destatis.de/DE/Presse/Pressemitteilungen/Zahl-
der-Woche/2019/PD19_14_p002.html;jsessionid=F7F88374B
B570E684F3A9A13DD6DD1B7.live732

50 https://www.morgenpost.de/web-wissen/article216822111/
Elf-Millionen-Tote-jaehrlich-durch-ungesunde-Ernaehrung.
html

51 Altstötter-Gleich, Christine: Perfektionismus: Mit hohen An-
sprüchen selbstbestimmt leben. Köln 2017.

52 Ärzteblatt.de: Deutschland hat Nachholbedarf beim Händewaschen. URL: https://www.aerzteblatt.de/nachrichten/91617/
Deutschland-hat-Nachholbedarf-beim-Haendewaschen. Abgerufen am 9.8.2022.
Infektionsschutz.de: Händewaschen. URL: https://www.
infektionsschutz.de/haendewaschen/. Abgerufen am 9.8.2022.

53 Frenk, Rafael: Achtsamkeit: Leben im Hier und Jetzt. URL:

https://www.primal-state.de/achtsamkeit/. Abgerufen am 11.8.2022.

54 https://www.cell.com/cell/fulltext/S0092-8674(21)00754-6

55 Oceanblog: Solebäder. URL: https://oceanblog.de/2020/01/ pflegetipp-des-monats-salzbaeder/. Abgerufen am 10.8.2022. Oceanblog: Meerwasser – Quelle des Lebens. URL: https:// oceanblog.de/2019/11/meerwasser-quelle-des-lebens/. Abgerufen am 10.8.2022.

56 https://ggsc.berkeley.edu/what_we_do/major_initiatives/ expanding_gratitude

57 https://www.apa.org/news/press/releases/2015/04/grateful-heart

58 Emmons, Robert A., McCullough, Michael E.: Counting Blessings Versus Burdens: An Experimental Investigation of Gratitude and Subjective Well-Being in Daily Life. Journal of Personality and Social Psychology 2003, Vol. 84, No. 2: 377–389.

59 Zentrum der Gesundheit: Goldene Milch: Wie gesund ist das Ayurveda-Getränk? URL: https://www.zentrum-der-gesundheit.de/ernaehrung/lebensmittel/gesunde-getraenke/ goldene-milch. Abgerufen am 11.8.2022.

60 https://www.aerzteblatt.de/blog/63942/Halber-Liter-Wasser-vor-den-Mahlzeiten-senkt-Koerpergewicht

61 Parretti HM et al.: Efficacy of water preloading before main meals as a strategy for weight loss in primary care patients with obesity: RCT. Obesity 2012; 23: 1785–1791.

62 https://immunologie.charite.de/metas/meldung/artikel/ detail/macht_wassertrinken_schlank/

63 https://www.aquaalpina.at/blog/15-fakten-rund-ums-wasser-trinken/

64 https://pubmed.ncbi.nlm.nih.gov/8068036/

65 https://diabetesjournals.org/care/article/27/1/281/26582/ Vinegar-Improves-Insulin-Sensitivity-to-a-High

66 https://pubmed.ncbi.nlm.nih.gov/19661687/

67 https://www.7jahrelaenger.de/7jl/magazin/verheiratete-leben-laenger-als-singles-54702

68 Zentrum der Gesundheit: Trockenbürstenmassage. URL: https://www.zentrum-der-gesundheit.de/bibliothek/natur heilkunde/behandlungsformen/trockenbuerstenmassage-pi. Abgerufen am 10.8.2022.

69 https://www.health.harvard.edu/blog/backyard-gardening-grow-your-own-food-improve-your-health-201206294984

70 Apotheke Leipzig: Den Vagusnerv aktivieren. URL: https://www.apotheke-leipzig.de/leben/den-vagusnerv-aktivieren-fuer-mehr-inneren-ausgleich/. Abgerufen am 27.7.2022.
Eule, Dr. Cornelia: Der Vagusnerv und seine Heilkraft. Garmisch-Partenkirchen 2021.
Kroemer, Nils: Vagus nerve stimulation boosts the drive to work for rewards. URL: https://www.nature.com/articles/s41467-020-17344-9.pdf. Abgerufen am 27.2.2022.
Rosenberg, Stanley: Der Selbstheilungs-Nerv. Freiburg o. J.

71 https://science1.orf.at/news/132503.html

72 American College of Sports Medicine: Rebounding. A Low-Impact Exercise Alternative. URL: https://journals.lww.com/acsmhealthfitness/Citation/2002/06020/Rebounding_ _A_Low_Impact_Exercise_Alternative.6.aspx. Abgerufen am 2.8.2022.
Body acceleration distribution and O_2 uptake in humans during running and jumping. URL: https://pubmed.ncbi.nlm. nih.gov/7429911/ Abgerufen am 2.8.2022.
Journal of Cardiopulmonary Rehabilitation: Analysis of the Acute Physiologic Effects of Minitrampoline Rebounding Exercise. URL: https://journals.lww.com/jcrjournal/Abstract/ 1990/11000/Analysis_of_the_Acute_Physiologic_Effects_ of.1.aspx. Abgerufen am 2.8.2022.

Zentrum der Gesundheit: Trampolin für ein gesundes Training. URL: https://www.zentrum-der-gesundheit.de/bibliothek/wohlbefinden/sport/trampolin. Abgerufen am 2.8.2022.

73 https://edition.cnn.com/2022/09/29/health/coffee-live-longer-wellness/index.html

74 Quellen: Bundesministerium für Umwelt, Naturschutz, nukleare Sicherheit und Verbraucherschutz: Richtiges Lüften und Heizen. URL: https://www.bmuv.de/themen/gesundheit-chemikalien/gesundheit/innenraumluft/richtiges-lueften-und-heizen. Abgerufen am 6.8.2022.
Umweltbundesamt: Richtig lüften, Schimmelbildung vermeiden. URL: https://www.umweltbundesamt.de/themen/gesundheit/umwelteinfluesse-auf-den-menschen/schimmel/richtig-lueften-schimmelbildung-vermeiden. Abgerufen am 6.8.2022.

75 https://www.hsph.harvard.edu/news/hsph-in-the-news/far-fewer-than-10000-steps-per-day-can-boost-health/

76 Saint-Maurice P F, Troiano R P, Bassett D R, et al. Association of Daily Step Count and Step Intensity With Mortality Among US Adults. JAMA. 2020;323(12):1151-1160. doi:10.1001/jama.2020.1382

77 Finni, T., Haakana, P., Pesola, A. J. und Pullinen, T. (2014): Inactivity time is independent of exercise. Scand J Med Sci Sports, 24: 211–219.

78 Cancer Research: Combined Inhibitory Effects of Curcumin and Phenethyl Isothiocyanate on the Growth of Human PC-3 Prostate Xenografts in Immunodeficient Mice. URL: https://aacrjournals.org/cancerres/article/66/2/613/526382/Combined-Inhibitory-Effects-of-Curcumin-and. Abgerufen am 11.8.2022.
National Library of Medicine: Curcumin: the spicy modulator of breast carcinogenesis. URL: https://www.ncbi.nlm.nih.gov/pmc/articles/PMC5517797/. Abgerufen am 11.8.2022.

Zentrum der Gesundheit: Kurkuma: Antioxidativ und entzündungshemmend. URL: https://www.zentrum-der-gesundheit. de/ernaehrung/lebensmittel/kurkuma-uebersicht/kurkuma. Abgerufen am 11.8.2022.

79 Jie Yin et al..: Physiological and cognitive performance of exposure to biophilic indoor environment. Building and Environment, 132, 201, 255–262

80 Wolverton, B.C., et al.: A study of interior landscape plants for indoor air pollution abatement: an interim report. NASA. July, 1989.

81 https://www.medizin.uni-muenster.de/fakultaet/news/ sonne-ist-gut-gegen-multiple-sklerose-neue-studie-zeigt-die-positive-wirkung-von-uv-strahlen.html

82 https://www.deutschlandfunk.de/studie-sonnenstrahlung-kann-lebensverlaengernd-wirken-100.html

83 https://allnewspress.com/deutsch/mehr-sonne-zu-bekommen-kann-das-risiko-einer-person-fur-diabetes-und-herzerkrankungen-verringern-so-die-studie/

84 https://www.handelsblatt.com/technik/das-technologie-update/healthcare/studie-sonne-kann-bluthochdruck-verringern/9362934.html

85 https://www.welt.de/print/die_welt/wissen/article153828585/ Lebenselixier-Sonnenlicht.html

86 Grüne Smoothies. URL: https://gruenesmoothies.de/gruene-smoothies-faq/. Abgerufen am 4.8.2022.

87 https://www.sueddeutsche.de/wissen/umwelt-gesundheit-psychologie-natur-1.4485131

88 https://www.derstandard.at/story/2828972/hilfe-aus-der-erde-bakterien-gegen-depressionen

89 Baraz, James; Shoshana, Alexander: The Helper's High. In: Greater Good Magazine. URL: https://greatergood.berkeley. edu/article/item/the_helpers_high. Abgerufen am 10.8.2022.

Gerber, J.C.: »Wie eine gute Tat unserem Körper gut tut.« In: 20 Minuten.ch. URL: https://www.20min.ch/story/wie-eine-gute-tat-unserem-koerper-gut-tut-153799755870. Abgerufen am 10.8.2022.

National Institutes of Health: Brain Imaging Reveals Joys of Giving. URL: https://www.nih.gov/news-events/nih-research-matters/brain-imaging-reveals-joys-giving. Abgerufen am 10.8.2022.

National Library of Medicine: Schreier, Hannah M.C. et al.: Effect of volunteering on risk factors for cardiovascular disease in adolescents: a randomized controlled trial. URL: https://pubmed.ncbi.nlm.nih.gov/23440253/#affiliation-1. Abgerufen am 10.8.2022.

Plos Medicine: Holt-Lunstad, Julianne et al: Social Relationships and Mortality Risk: A Meta-analytic Review. URL: https://journals.plos.org/plosmedicine/article?id=10.1371/journal.pmed.1000316. Abgerufen am 10.8.2022.

ScienceDirect: Kim, Eric S., Konrath, Sara H.: Volunteering is prospectively associated with health care use among older adults. URL: https://www.sciencedirect.com/science/article/abs/pii/S0277953615302495#!. Abgerufen am 10.8.2022.

90 https://scholarworks.sjsu.edu/etd_theses/5073/

91 https://www.css.ch/de/privatkunden/meine-gesundheit/ernaehrung/ernaehrungswissen/meal-prep.html

92 https://www.ncbi.nlm.nih.gov/pmc/articles/PMC3805119/

93 https://www.sueddeutsche.de/wissen/psychologie-to-do-liste-baut-stress-ab-1.3819513

94 https://journals.sagepub.com/doi/abs/10.1177/0956797614524581

95 https://psycnet.apa.org/record/1999-05760-004

96 Scheuermann, Ulrike: Freunde machen gesund – die Kraft der Sozialkontakte. Knaur 2011.

The University of Kansas: How to make friends? Study reveals time it takes. URL: https://news.ku.edu/2018/03/06/study-reveals-number-hours-it-takes-make-friend. Abgerufen am 12.8.2022.

Vaillant, George E. et. al.: Grant Study of Adult Development, 1938–2000. URL: https://doi.org/10.7910/DVN/48WRX9, Harvard Dataverse, V4, UNF:6:FfCNPDIm9jk95oAomsriyg== [fileUNF. Abgerufen am 12.8.2022.

Über die Autorinnen

Eva-Maria Bast, Jahrgang 1978, ist Journalistin, Verlegerin und *Spiegel*-Bestsellerautorin. Ihre Sachbücher haben sich eine halbe Million Mal verkauft, zusätzlich hat sie rund ein Dutzend Romane geschrieben und ist mit Medienhäusern in ganz Deutschland bestens vernetzt. Ihre Bücher wurden in zahlreiche Sprachen übersetzt. Die fünffache Mutter wurde für ihre Arbeit mehrfach ausgezeichnet und ist Dozentin an der Hochschule der Medien in Stuttgart.

Heike Thissen ist seit 20 Jahren Journalistin, Texterin und Autorin, außerdem Präventionsberaterin, Gesundheitscoach und Nordic Walking Instructor. Die Konstanzerin und Mutter von drei Kindern sorgt mit ihren Seminaren, Vorträgen und Coachings dafür, dass Frauen in kleinen Schritten lernen, mehr Gesundheit in ihren Alltag zu integrieren.